健康是人生第一財富

金塊●文化

保養得好，怎樣都不顯老

抗衰老革命

趙鐵鎖——著

CONTENTS

目 錄

CONTENTS

第八章　告別老態龍鍾，重回青春時代 / 155

第九章　老年病減一分，壽命增十年 / 173

CONTENTS

第十二章 當代名家獨門抗衰益壽功 / 225

附錄 古醫書中的抗衰秘方 / 263

長壽不是目的，
健康著長壽才是幸福的真諦

平時，我們在祝福親人和朋友時常會說上一句「保重身體，長命百歲」。其實對於現代人而言，壽命相比以往已經提高了很多。古人在詩中說「人生七十古來稀」，意思是能活到七十歲的人太少了。但隨著公共衛生水準提升、營養狀況改善及傳染病大幅度降低等，七、八十歲的老人在生活中變得很常見。

我在新疆的時候，遇見了幾位老人，儘管他們的歲數都已超過百歲，但仍然耳不聾、眼不花、思維清晰，甚至有的老人還長出了黑髮，出現「返老還童」的跡象。看到這樣的老人，心中除了羨慕和敬仰之外，更多的是感慨。因為，生活中多見與此相對的另外一種現象，即許多人在四五十歲時，就已百病纏身，一臉未老先衰的徵象。儘管我們的平均壽命延長了，但很多人的生命品質卻大幅度縮水。

生活中，我們可以發現，有的人雖年逾古稀，卻仍然思路敏捷，行動自如，精神矍鑠；而有的人剛過半百就出現眼目昏花、精神委靡、彎腰駝背等明顯衰老跡象。身在養生保健這個行業，我對於這一現象也做過很多研究。論及這種在衰老過程

中表現出的明顯差別之產生原因，可以概括地分為先天和後天兩個方向。

先天因素，主要是指一個人從父母、家族那裡繼承的遺傳基因，比如家族成員是否有糖尿病、高血壓等遺傳背景，有無長壽基因。後天因素主要是自身的起居習慣，包括飲食、居住環境、工作壓力等對健康的影響；有的人雖然沒有長壽基因，但是個人積極進行營養、生活、運動、心理等方面的修正，預先做好健康準備，也能達到健康長壽的目的。相反，即使有長壽基因，如果整天抽煙、酗酒，吃垃圾食物，生活日夜顛倒等，那麼早衰就很可能會出現的。

抗衰老，從字面理解，其實有兩層意思，一個是「抗老」，而另一個則是「抗衰」，也就是說，它不只是延長壽命那麼簡單，更重要的是提升我們的生命品質。相信不管你是十八歲還是八十歲，對長壽的期望一定是無病無痛、精神奕奕、活力充沛的「長命百歲」，而絕不是在生病、痛苦、失能中度過的「床命百歲」。

可惜，生活中仍有很多人肆無忌憚地揮霍健康，「坐以待老」，生病後只是依靠現代醫學的治療方法，卻不懂得自己去爭取健康的革命。有些人即使長期維持著生命，卻毫無生命品質可言，只能借助藥物和先進儀器等勉強維繫生命。

一般來說，我們都喜歡「活得長，死得快」，而如果我們

只是將目光放在後期疾病的治療上，那麼就會造成「活得長，死得慢」的局面，不得不長期忍受病痛的煎熬。

面對年齡不斷增長，衰老一步步逼近，我們究竟該如何應對呢？對於這個問題的深入研究，使我越來越深切地感覺到「抗衰老」對於我們生活品質的重要意義。有一段時間，我除了繼續攻讀醫書探求抗衰老的方法，還廣泛深入社會，結交了很多醫界朋友以及長壽老人，這些經歷能夠讓我更深入地思考當今許多人出現早衰的問題。在本書中，我通過分析衰老的原因，根據種種表現「對症下藥」，告訴你抗衰的措施。我希望能將自己積累、探索的抗衰老方法，以最簡單、最輕鬆的形式呈現給更多的人。

衷心祝願每個人能長命百歲，同時更希望每個人都能健康地長命百歲！

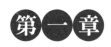

第一章

衰老快，都是我們自找的

　　現代人雖然平均壽命增加了，但也有很多人在本應年富力強的年齡未老先衰了。可以說，現在是一個病越來越多、衰老速度越來越快的年代。之所以出現這樣的狀況，其實完全是我們「咎由自取」。

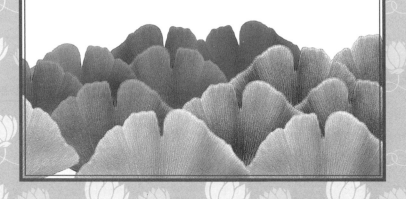

「老了，老了」，這樣念叨著就真的老了

　　很多人年紀稍大一點時，身體一旦出現狀況，就歸咎於「老了」，久而久之，身體真的就變「老了」，這就是心理暗示的巨大作用。生活中，很多老人退休後本來身體很健康，但是一會兒聽說隔壁的某某生病住院了，一會兒又聽說某某因為中風被急救了，於是覺得如果自己不生點兒病，似乎就不叫老人。別看我說得這麼邪乎，實際上這都是有科學依據的。

　　20年前哈佛大學的蘭格教授曾經做過一項實驗，他將波士頓遠郊的一個小鎮改了個模樣，還原成20世紀50年代初的樣子：冰櫃裡放著老式的玻璃瓶可口可樂，黑白電視裡播放的是當時的電視劇和新聞，收音機裡播的是漢克威廉姆斯的鄉村音樂。蘭格教授找了幾十名老人，給他們做完體檢後將他們帶到鎮上。在這裡，老人們忘記了自己「老人」的身份，就好像回到年輕時那樣，在一起生活了幾星期。後來，蘭格教授又為他們做了體檢，結果很讓人吃驚，因為所有老人的各項身體指標，包括血壓、血糖、肺活量，甚至骨密度，都發生了明顯的年輕化趨勢。實驗結束，當老人們回到波士頓幾個星期後，蘭格教授再次安排他們進行體檢，發現他們所有身體指標和實驗前的指標相近似，也就是說他們又「老」回去了。

　　這個實驗證明了什麼？證明我們之所以年老，心理暗示起著重要的作用。我們還可以從生活中的其他現象上找到根據，比如沒有結婚的女孩子普遍比同齡人顯得年輕。不管這個女人的年齡有多大，在她心裡還認為自己是未婚女子，就應該年輕些。而那些已為人婦、為人母的女人，每日要為丈夫、孩子操勞，心態上早已將自己歸為「已

婚婦女」行列，因此就老得快了。同樣，大家也可以發現很多男人結婚之後就變得腦肥體壯，尤其是在40歲左右時，這裡固然有飲食、運動等方面的因素，但心理暗示的影響也是不容忽視的。他們覺得「我已經是一個已婚男人」、「我是一個中年男人」，每天無意識地給自己這種暗示，自身也就會朝這個方向發展，這實在是一個很可怕的現象。

說了這麼多，無非是想告訴大家，以後不要每天給自己「老了」的心理暗示。一個人年老與否，固然與年齡有關，但具有一個年輕的心態，才是維繫年輕、延緩衰老的關鍵因素。

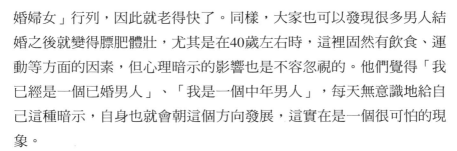 活不到120歲，就屬於「英年早逝」

「你想活多大歲數？」如果這樣一個問題擺在你面前，你會怎麼回答？我曾經問過很多人這個問題，結果令我感到很驚訝，絕大多數人都認為：能夠活到80歲就已經很滿足了。

在我看來，80歲只不過走完人生旅程的三分之二，還有很長的一段路要走。《黃帝內經》中說：「上古之人，春秋皆度百歲乃去，而盡終其天年。」唐代醫學家王冰解釋《素問 上古天真論》時說，「度百歲乃去」中的「百歲」指的是120歲；《尚書 洪范》注釋「一曰壽，百二十歲也」。美國學者根據細胞分裂的次數來推算人的壽命，得出的結論也是120歲。我們的祖先對天年壽數的記載和現代研究成果居然驚人的一致。

有人可能會說，120歲簡直是天方夜譚。事實上，這並非不可能。2008年，我在中國老年學學會助老公益事業委員會領導下，協辦

了中國第一屆「中國十大壽星排行榜」活動。這次活動給我留下的最深刻感受就是，人活到120歲真的不是難事，很多長壽老人，110多歲甚至120多歲了，說起話來依然底氣十足，走路時的氣勢絲毫不輸中年人，有幾個農村老人甚至還能參加田間勞動。

但是，為什麼人們的平均壽命才七八十歲？這一平均年齡與古人所預期的天年壽命相比為什麼少了將近三分之一？這個問題值得思考。

在我身邊，很多男性喝酒就像喝水一樣，毫無節制，酒喝多了既傷人臟腑、血脈，又傷人精神。也有的人擁有諸多不健康的生活習慣，陷入健康誤區卻不自知。比如吃飯時饑一餐飽一頓、偏食辛辣等，這些習慣都會對人體的生理代謝功能產生負面影響，從而加速人體衰老的進程；又如醉酒後入房縱欲，既傷於酒又勞於色，只圖一時的歡愉而肆意為之，不懂得保護自己的精氣；另外還有熬夜、吃宵夜、起居無規律等不健康的生活方式，這些都可能導致人們早衰、百病纏身而不能活到天年。

我是一個完美主義者，希望每個人在事業成功、家庭美滿的同時，能擁有健康的身體，而不希望看到有人在事業上即將有所突破時身體突然垮掉。可惜，這些我最不希望看到的事情卻每天都在上演。其實，若能愛惜自己，不去人為地破壞好的生活習慣，活到天年就不是夢想。

沒時間休息，就會有時間衰老

幾年前，我看過一篇報導，說到深圳一家外企的工人，因為長期

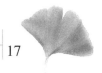

超負荷勞動，身心都受到極大的摧殘。報上還刊登這名工人的照片，照片中的工人雙眼無神、精疲力竭的形象給我留下非常深刻的印象。

「失去了健康，一切都沒有意義」，這是人盡皆知的道理，然而，許多時候為了追求名利，很多人疲於奔命，以致心力交瘁。他們在生病之後，甚至是彌留之際，才深刻體會這句話的真正含義。古人說「皮之不存，毛將焉附」，如果連身體都沒有了，那些拼了命得來的錢財、名利又有什麼意義？

向我諮詢過健康問題的人們當中，大部分其實都是被累垮的。尤其是一些知識份子、白領階層，這種情況更是多見。他們屬於社會的中堅力量，不管是家庭負擔還是工作壓力都很大，他們不得不在精神承受重負的情況勞累身體，身心皆損。勸他們休養生息時，對方往往都說沒有時間——這麼多事情需要親自處理，哪有空閒時間？甚至有的人在一段時間裡每天休息不足5小時。這可能在短時間內不會對身體造成什麼明顯不適，但時間一長，就會出現腰酸背痛、精神疲憊的現象，覺也睡不著，飯也吃不香。此時，如果只是將這些症狀歸因於「年紀大了」，而忽略必要的休息，繼續勞作，終有一天會病倒。

沒有時間休息的人，就會提前迎來衰老。人們在忙忙碌碌應付壓力的時候，身體需要能量的配合；當這種壓力持續施加時（這也是目前多數人的生活方式），意味著體內需要不斷進行分解作用，以產生更多的能量供給身體所需。但是，隨著年齡的增長，人的健康貯備減少，如果沒有適當的補給，如充分休息、適當運動、疏解壓力、補充營養等，身體的抗壓能力就會下降，免疫力也會降低，結果自然就是百病纏身，時常被感冒、口腔潰瘍、失眠等困擾。這些疾病則在我們的身體裡播下了加速老化的種子。

　　為了不讓忙碌的生活成為衰老的幫兇，及時休息是很重要的一步。我們應當存有對身體的敬畏感，要知道，身體的承受能力是有限的，該休息時就休息，千萬不要等到身體垮了，才猛然醒悟，後悔莫及。

 抗衰小秘方

　　因為工作的關係，上班族有時需要熬夜，熬夜之後的第二天中午千萬記得補個午睡或打個小盹，這對體力的恢復很重要。神疲力乏者還可以用食療的方式，來緩解身體疲倦。

　　準備鮮人參15克，海參150克，瘦豬肉250克，香菇30克，青豌豆、竹筍各60克，味精、香油各適量。將海參發好切塊，香菇洗淨後切絲，瘦豬肉洗淨後切小塊，竹筍切片，上料同人參、青豌豆一起放入砂鍋內，加清水適量燉煮，以瘦豬肉熟爛為度。最後出鍋時，再加入味精、精鹽、香油即可。這款雙參湯，能夠大補氣血，強壯身體，消除疲勞。

強迫時光倒流，反倒會提前衰老

　　衰老是一種自然的生理現象，是人一生必須經歷的過程。有的中年人被「將老」的恐懼捕獲，持「今朝有酒今朝醉」的態度，整宿熬夜拼事業，或者整日流連歡場，其結果並不是充分活出了生命的價值，而是耗乾了身體，令衰老提前來到。

也有的人雖然有抗衰老的美好願望，卻選擇了違背自然的錯誤方式，結果也是得不償失。比如，有些女性到了一定年齡，本該絕經了，但她認為月經是年輕的標誌，於是靠雌激素來維持月經。對此，與其說那是月經，倒不如說是定期的「放血」。其實，從中醫的角度來看，這種做法並不妥當，因為這是違背自然規律的，本來該絕經了，卻非要人為地強制其「出血」，實際上是對身體的一種傷害。如今，現代醫學也否定這種做法，因為人們發現這種雌激素療法可能會誘使乳腺癌發生。這種延緩衰老的方法，與揠苗助長一樣得不償失。

在這裡我要提醒大家一下，延緩衰老本無可厚非，但一定要在遵循自然的原則下進行。從事養生保健工作近20年，我看到很多人因為不懂養生，染了一身病，過早地邁入衰老的狀態；還有的人過於迷信醫院，把小病看成了大病，甚至治成了絕症。值得慶幸的是，我也看到很多人在大病後深刻反省，並以正確的方法調養身體，逐步恢復了健康，越活越年輕。

很多時候，身體過早衰老都是我們自己造成的，想要年輕健康，還是老態龍鍾，一切都看你自己的選擇。

情緒波動太大，小心一夜白髮

由於情緒過激、工作壓力大等原因，人們的身體老化加速，甚至會發生「一夜白髮」的事情，歷史上就曾有過相關記錄。

《千字文》是南朝梁武帝在位時期寫成的，根據唐代李綽《尚書故實》記載，當時一個名叫周興嗣的大臣犯了錯誤，梁武帝為了處罰他，要求他在一夜之間寫出一篇千字構成的文章，並且不能有重字，

否則第二天就要治他的罪。第二天，雖然《千字文》寫了出來，但是周興嗣的頭髮也變白了，這正是累極、怕極導致的。

「伍子胥過昭關，一夜急白頭」的典故也是一個很好的例子。西元前522年，伍子胥準備逃離楚國，但在吳楚交界的昭關，因其地勢險要，又有重兵把守，過關簡直是難如上青天。一夜之間，伍子胥急得頭髮都白了。這是急極、愁極而導致的一夜白髮。

這些故事都出自史書的記載，絕非杜撰。「一夜白頭」雖然有誇張的成分，但情志過極的確可以使人的頭髮變白。原因何在？從現代醫學角度講，壓力會損傷組織細胞，使人體DNA上染色體頂端的端粒變短，導致細胞不能正常工作，比如令皮膚毛細血管發生痙攣、毛乳頭的黑色素生成發生障礙。在這種情況下，頭髮就會變白。

生活中這樣的例子也不少見。如果你是一家大型企業的員工，忽然有一天被提拔到一個重要的位置上，在感受到職位變動帶來的成就感的同時，你是否也感覺到了壓力？在這樣的壓力下工作兩三個月，你會發現自己明顯有變老的痕跡，可能是兩鬢的白髮、眼角的皺紋，或者是身體亞健康的各種症狀。

那麼，怎樣才能抗衰老，避免早生白髮呢？放鬆可以說是人體最好的大藥，學會放鬆，快樂就會不請自來。我們要冷靜地對待生活中的各種情況，尤其對那些容易引起情緒劇烈波動的事，更應持平常心。遇到麻煩時，一定要冷靜，心平氣和。事情過後，不要長期放在心上，自尋煩惱。要培養寬闊的胸懷、樂觀的情緒，提高心理素質。所謂知足常樂，只有把人生的憂喜、榮辱、勞苦、得失視為過眼雲煙，人才能活得快樂。

另外，還應注意不要整天悶在家裡或者辦公室裡，要經常去健身

房或體育館動一動，因為運動可以有效地放鬆身心。當你覺得自己可能情緒過激時，不妨到運動場上發洩一番，以減壓消氣；也可以到戶外感受新鮮的空氣、溫暖的陽光，以化解不良情緒，休養身心。長期這樣做，就能讓身體處於平衡狀態，延緩衰老。

 抗衰小秘方

　　黑豆被稱為「烏髮娘子」，中醫認為它味甘性平，有補腎強身、滋補腎陰的作用，特別適合解決腎虛導致的白髮問題。而且黑豆皮含有花青素，有抗氧化、抗衰老的作用，食用黑豆不但能烏髮，還可延緩衰老。

　　平時除了可用黑豆打豆漿喝之外，還可以煮黑豆水當做飲料。方法是，取適量黑豆，洗淨後加少許水，一起放入鍋中煮沸，約莫5～10分鐘的時候，等水變少了，就可以倒出來。不吃豆子，只喝豆湯。

坐著不動，老化速度增加三倍

　　從抗衰老的角度來看，想要活得年輕些，還是應該動一動。研究發現，坐著不動能夠讓人體的老化速度增加三倍。

　　我有個老朋友，退休前是一家公司的主管，工作每天忙忙碌碌，退休後徹底閒下來，正好可以頤養天年，還能夠發展自己的興趣——下棋。每天一清早，他就托著一把茶壺，慢慢溜達到公園裡，和棋友

們見面、切磋棋藝，一下棋就是一整天，下到興起時，即使老伴催他回家吃飯，他也不願意走。而晚上回家後，吃完飯他就坐在沙發上看電視，一看又是幾個小時，還常在沙發上打盹……

誰知，這樣的日子過了不到半年，他開始感覺腰背酸痛，而且渾身無力；有時候，下完棋起身還會出現眩暈、噁心的症狀。去醫院看過後，醫生說他是腰肌勞損，還有嚴重的混合痔，血脂也高。他對此非常吃驚，退休前他的身體十分硬朗，發燒、感冒這樣的小病都很少，結果才退休半年反倒弄了一身病痛。

由於體力逐漸下降，很多老年人退休後都變得喜靜少動。他們常選擇讀書、看報、看電視、打麻將、玩撲克、下棋等方式消磨時間，往往長時間坐著一動不動。殊不知，這種久坐不動的生活方式會加快人體的衰老速度，對健康非常不利，甚至會使老年人生病。在這裡，我要提醒廣大老年人：生活中不宜久坐，它將會讓你的衰老加速。

一個人長時間久坐，其全身血液循環減慢，久而久之，會引起肌肉萎縮無力、腰背酸痛；而且，長時間保持坐姿會壓迫肛門，使人容易患上痔瘡，也會使男性的前列腺肥大加重，或引起前列腺發炎。

對於習慣久坐看書寫字或長時間低頭工作的人，頸部長時間低垂少動會引起頸部血管受壓、頸椎骨質增生和動脈硬化，還會造成一時性腦部供血不足，出現眩暈、噁心、嘔吐等症狀，身體容易失去平衡，嚴重者會暈倒。長此以往，還會引發缺血性腦病變，並容易患高血壓、冠心病、動脈硬化等疾病。

另外，久坐不動的人常有腹部凸出、臀部鬆垂、體態臃腫難看等困擾，這是因為久坐會使得體內脂肪堆積在腹部和臀部。

對於老年人而言，他們的身體機能正處於衰退階段，肺組織的彈

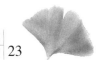

性和呼吸肌的力量都不如年輕時的狀態，久坐不動又使心肺功能得不到充分的鍛鍊，從而加速了衰退、老化的過程。

　　這裡為那些習慣於久坐的老年人介紹一種簡單有效、能夠延緩心肺功能衰退的方法——擴胸運動。每坐一兩個小時後，站起來，雙臂張開，舒展胸部，持續3～5分鐘。切記，在整個擴胸運動過程中要保持身心放鬆，這樣有助於增強心肺功能。擴胸運動需要站立進行，這樣可以使腿部肌肉收縮，促進下肢的血液回流至心臟，預防靜脈血栓的形成。而身體條件允許的老年人，還可進行騎車、跑步、游泳等低強度有氧運動，這些運動可以增強細胞的免疫力，保持身體全面健康。

 抗衰小祕方

　　很多上班族在辦公室持續工作一段時間，就會覺得肩頸部位酸疼，非常難受。其實，這一狀況多是坐姿不正確導致的。所以，避免肩頸疼痛首先要保持正確的坐姿，並且每工作一個小時就應該「搖頭晃腦」幾分鐘。其中並無固定的動作要領，以自己感覺舒服的姿勢來回搖晃即可，這樣不僅能減輕疲勞，還能預防頸椎病。

宵夜一頓頓吃著，身體一點點老去

有時候，一個小小的生活習慣，一個不起眼的生活細節，也可能給我們的健康帶來很大的麻煩。我遇到過很多心臟不好、腸胃不好的朋友，他們普遍都有一個習慣：吃宵夜。

有個朋友是一家公司的業務員，47歲。他白天四處跑業務，經常是饑一頓飽一頓，晚上也總是因為太忙很晚才吃飯。從事業務工作以來，他一直過著這樣的生活。誰知最近幾年，他晚上睡覺容易失眠，白天又頭昏腦漲、食欲不佳，去醫院多次檢查沒查出什麼毛病，嘗試多種藥物情況仍不見好轉。

像這樣經常熬夜又習慣吃宵夜的人，內臟衰老得比不吃宵夜的人快得多。這類人內分泌容易失調，易產生肥胖、抑鬱等症狀。因為晚上大量進食後不待消化完全就直接睡覺，會使得熱量過剩，很容易長胖，也會增加高血壓、心血管疾病的發生率；另外，進食後，人的大腦往往比較興奮，這會導致失眠，進而影響第二天白天的精神狀態，長此以往，很容易使人出現抑鬱的症狀。

吃宵夜還容易讓人體產生結石，如果進食高脂肪、高蛋白的食物，還將導致人體內的血脂和膽固醇升高。而且飽滿的胃囊往膈肌上頂，將直接壓迫心臟和腎臟，可見脾胃的通暢是防治心臟疾患的關鍵。對於那些患有心臟病的人，最好在睡前兩個小時都不要進食，讓胃囊處於清空的狀態，讓心臟能正常搏動。

吃宵夜的壞處很多，不及時改正這個習慣，勢必會縮短壽命。所以，我一直告訴身邊的朋友，要想擁有健康和長壽，最好不要吃宵夜。如果晚上確實感覺餓了，就選擇一些清淡的食物，如一片麵包、

一杯牛奶或一碗粥。

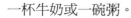

抗衰小祕方

中醫認為「胃不和則臥不安」，如果腸胃氣血不足，消化無力，就會令濁氣瘀積，加重肝臟的負擔，進而影響到心臟的供氧，出現失眠問題。對於這種因腸胃引起的失眠問題，可以通過拔罐的方法來解決。

臨睡前，準備6個真空罐，其中2個拔在中脘和氣海穴上，剩下的4個任意拔在一側大腿的胃經上（大腿正面），10分鐘後再睡覺。這樣就會覺得心裡平和，很容易睡著了。

別讓自己成為「藥罐子」

人這一輩子免不了吃藥，但吃藥是為了治病，老人吃藥一定要慎之又慎。有時以為自己吃了藥就沒事了，沒想到這極有可能是噩夢的開始，拉近了自己與「大限」的距離。

一次去醫院探望朋友的母親，老太太捧著一手花花綠綠的藥片，打算往嘴裡倒。人年紀大了，難免有些腰酸腿痛、食欲不振的毛病，為了調理身體，老太太有治胃病的藥、治腎虛的藥、治腿疼的藥、促睡眠的藥，每頓都得吃上一大把。看見我，老太太苦著臉說自己就是個「藥罐子」，胃裡一半都是藥。看見這種情景，我著實為之擔心。

現在，不少人動不動就吃藥，尤其是上了年紀的人，稍微有點不

舒服，就大量吃藥，幾乎把自己當成了藥物的集裝箱。吃藥可能是解決問題的有效方法，但畢竟「是藥三分毒」，若毫無選擇性地吃藥，也許會適得其反。

　　而且由於老年人生理功能衰退，特別是肝細胞數量減少，所含藥物代謝酶的活性降低，致使解毒能力減弱，藥物不良反應也可能增大；再者因腎動脈硬化、血流量減少、腎小球濾過率降低，使藥物隨尿液排出量減少，而產生蓄積毒性反應。因此，老年人用藥時除藥量適當減少外，對某些攻伐之藥必須慎用或禁用。此類藥物具體來說包括以下幾種：

　　1.清熱解毒藥：清熱解毒類藥物偏涼，脾胃功能較差、體質虛弱的老人如果隨意服用，可能會導致胃痛、嘔吐或腹瀉等。近年來，臨床上已有多起老年人因服用板藍根等清熱解毒藥引起消化道黏膜出血、造血系統輕度障礙，甚至過敏致死等事件的報導，大家應注意。

　　2.壯陽藥：老年人性功能衰退屬正常現象，如果濫用壯陽藥物，相當於飲鴆止渴，對身體極為不利。要想延緩性功能衰退，可從調理飲食、適當鍛煉等方面著手。

　　3.寒性藥物：寒性藥物對正氣的損害很大，虛寒體質的老人常有肢體畏寒、小便清長、面色發白等特徵，服用偏涼中藥容易造成不適，將加重陰陽失衡狀態，對健康極為不利。

　　4.瀉藥：老年人便秘，大多是身體過胖，腹部肌肉無力，腸蠕動減弱所引起的功能性便秘，如果靠瀉藥導瀉，容易發生結腸痙攣，使排便更加困難。若服用大量或濃度過高的硫酸鎂、酚酞等溶液，則可能導致脫水。

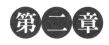

第二章

80歲年齡，40歲身心
——鶴髮童顏的秘密

有的人雖然年紀大了，頭髮雪白，面龐卻像孩子一樣紅潤，我們常用「鶴髮童顏」來形容他們，《辭源》注曰「髮白如鶴羽，面容紅潤如兒童」，這是對於老年人健康矍鑠狀態的稱讚。如何在年老之後保持身體健康、氣色好，秘密藏在下面的內容裡。

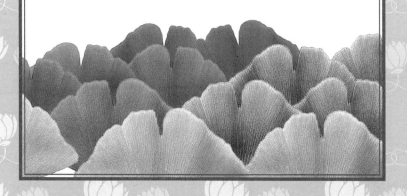

～為什麼有的人顯老，有的人顯年輕

常聽到身邊的朋友說，擔心自己將來活得太長，如果拖著老態龍鍾的身體過幾十年，想想都覺得可怕。這種想法建立的基礎是，五六十歲時身體就已經呈現出衰老特徵，如果拖著頻出狀況的身體活幾十年，的確長壽也會變成一種災難。

但實際上，仔細觀察周圍的朋友，我們可能會發現雖然兩個人年齡相同，但衰老的程度並不相同：有的人顯老，有的人卻看起來很年輕。這是為什麼？

經常有工作上日夜顛倒的朋友來找我討要調理方法。其中有一個35歲的朋友在KTV裡當經理，雖然年紀不大，但身上全是老年病，比如糖尿病、高血壓等。連續七八年從事這種黑白顛倒的工作，對於他的健康已經是一種極限。還有一個在講座時遇見的女性，她在工廠裡持續了近十年的夜班生活，身體也出現許多狀況，剛30出頭月經就停了。這兩位身體老化速度比一般人快得多，原因就在於不健康的生活方式。

青春長駐是大多數人的夢想，然而很多還是與健康失之交臂，與青春擦肩而過，更有英年早逝的情況出現，令人扼腕歎息。在物質文明大大進步的今天，為什麼人們衰老的速度卻越來越快了？歸納起來，原因有三：

第一，無知無為。即不明白衰老的原因，行為上也未能有節制地生活，所以就老得快了。

第二，有知難為。許多中青年人，有抗衰老的知識，也想過健康的生活，但是因為生活、工作壓力大等原因，無奈選擇透支健康，也

加快了衰老的步伐。

　　第三，有知不為。這是最主要的一種原因──知道保健知識，但實踐中並不做或做不到。

　　人性中有個「問道、悟道、行道」的理念，認為在100個問道者裡，能夠悟道的大概有50人，能夠行道的人卻不到10個。以戒煙為例，據相關調查，在100個吸煙者中，有95人知曉吸煙對身體的危害，但僅有50人願意為此戒煙，最後真正堅持戒煙的不足4人。

　　有的人年輕時生活作息不當，到了中年，身體出現很多狀況，於是開始改善生活作息和脾氣性格。最後不但延緩了衰老，還出現了「回春」的現象。因此，希望顯老還是顯年輕，最重要的是自己的選擇，每個人其實都可決定自己的老化速度。

向動物們學習順應自然的抗衰方

　　動物們可謂天生的養生專家，科學研究證明牠們的實際壽命通常比牠們的「天年」更為長久。之所以如此，是因為牠們懂得順應自然。大家看，在動物的世界裡，到了冬天，有的動物會進行冬眠，有的動物則會換上一身厚厚的皮毛幫助過冬；等到了春暖花開的時候，動物們就開始外出覓食；夏季是所有動物最活躍的季節；秋季，牠們都忙著儲存食物。「順應自然」可謂養生的最高境界，也是我們延緩衰老的重要原則。其實，古人也推崇向動物學習養生，比如養生功中的五禽戲、八段錦等，就是在模仿動物的基礎上創立的，而現代人卻忘記了這一點。

　　曾有個老朋友，讓我幫著看看他除了吃冬蟲夏草、人參之類的補

品，還需要補點什麼。看著他們家的諸多補品，我趕緊跟他解釋，補品不是一年四季都可以吃的，關鍵要看身體是否需要。養生切忌盲目借助外力，而應該依據自己的實際情況進行。《黃帝內經》中就說：「人與天地之氣生，四時之法成。」人要依自然條件而生存，養生也要順應自然，才能真正達到抗衰老的目的。

現代人的生活水準較以往提高了不少，但是很多人整日追求名利，為家庭、工作、社會等諸多瑣碎之事奔忙，嚴重影響人的心神，神不能聚，健康也消散了。為了調理身體，不少人認為吃點人參、冬蟲夏草等補品可以健體，實際上，這是有違自然之道的。就像農民種莊稼一樣，如果地裡乾旱了，就需要澆水；如果沒澆水就先施肥，不但解決不了乾旱，還會讓莊稼因為乾枯而死亡。同樣的道理，如果我們不明白自己身體需要什麼就亂吃補品，結果很可能與養生要義背道而馳。

順應自然是一個很廣的命題，不僅吃補品需要遵循身體的需要，生活的各個方面都是如此。比如，每天太陽升起的時候要起床，太陽下山後要休息。如果夜裡不眠、早晨不起，就屬於逆天而為，衰老就會提前，疾病也會緊隨其後。如果晚上少一點應酬，多一點休息，心神慢慢地安寧了，身體自然與天地同步，真正的養生也就開始了。

抗衰小秘方

四季保健是「順應自然」養生的重要工作，以下是四季的抗衰竅門。春天時忽冷忽熱，很容易致人感冒，這時候可以服用蔥薑糯米粥來調理，先把50克的糯米熬成粥，然後放進7根蔥白和7片生薑熬煮5分鐘，起鍋前加入50毫升的米醋攪拌均勻即可，連續喝3次；夏季容易出現暑熱，表現為心煩口渴、頭漲胸悶，甚至咽喉疼痛，這時可用新鮮的西瓜汁來緩解；秋天燥氣較重，宜多食潤肺的食物，比如梨或者百合之類；冬季最重要的是禦寒，後背是足太陽膀胱經的循行路線，冬日可多曬曬後背，或用後背撞牆的方式振奮體內陽氣。

綠水青山就是不花錢的返老還童丹

提到「青春永駐」這一話題，很多人可能會想到做美容手術、吃藥或者吃保健食品等方式。其實，那些能讓我們舒服的活動，對抗衰老也是很有益的。

有一位老人，由於相伴幾十年的老伴去世，心情降到谷底，此後的一段時間，他不但容貌衰老得非常快，健康狀況也一日不如一日。不過，奇怪的是在他「失蹤」半年後，街坊們發現他居然又「年輕」回去了。這是怎麼回事呢？原來，兒子見他整日在家睹物思情，怕影響到老人家身體健康，便陪著他去旅遊。看著外面熱鬧的人群和大自然的青山綠水，這位老人幾乎忘了悲傷，開始沉浸在旅遊帶給他的樂

趣中。後來，他又跟朋友去了很多年輕時想去的地方，漸漸走出了心情低谷。

　　其實，享受自然不一定非要走多遠，只是出門轉一轉就是很好的養生功課。我有個朋友，他的體質很差，隔三差五身體就會出現一些問題。年輕時，他可說是別人嘴裡典型的「憤青」，現在年紀大了，脾氣一點也不收斂，還是一個「老憤青」。多年交往以來，我判斷他是容易氣鬱的類型，不適合總是待在屋子裡，應該時常出去走動一下。聽了我的建議，朋友點頭稱是，他說自己在屋裡總是很難靜下心來，但在社區裡走走看看，心情很快就會輕鬆起來，也能安心地看書、寫作。從朋友的話中我就可以斷定，對他而言，外出走走，尤其是在青山綠水間行走一番，便是他抗衰老最好的辦法。

　　不過，在外出旅遊時，老人家最好有家人或者親友陪伴，注意適當休息，以免疲勞過度。旅遊以一身輕鬆為宜，睡前最好用熱水泡腳，以緩解白天的疲勞感，還能幫助更快入睡。老人的腸胃吸收功能相對較弱，因此旅途中的飯菜應以清淡為主，不吃未經煮熟的海產野味，多吃水果蔬菜，以防便秘；多喝水，還應喝些含鹽的飲料，以補充水分、鹽分的流失。飲食有度，調節有方，旅遊才能更開心！

　　老人旅遊時需要他人陪伴，且花費的時間較多，一年旅遊幾次還行，但作為日常保健方式顯然不太實際。為此，可以用戶外散步的方式來代替，像是每天抽出一定時間去附近的公園逛一逛，也可以達到同樣的抗衰老功效。如果覺得無聊，那麼可以選一兩種類似太極拳的柔和運動，這樣，每天早晨或傍晚，一邊在空氣清新的公園裡打拳，一邊和練拳的人聊聊天，就能夠讓心情變得輕鬆愉悅。人們常說「笑一笑十年少」，心情好了，衰老的腳步也會放慢。

最後需要注意的是，雖然建議大家出去旅遊，但這並不一定適合所有人。人與人之間存在很大的差異，讓人覺得舒服的方法也不盡相同，旅遊不是抗衰老的「萬靈丹」，要追求適合自己的方式才好。

長壽老人沒有一個是懶漢

曾與一位老友閒聊時，他說起了一件稀奇事。他的父母之前一直在鄉下生活，後來他手裡寬裕了，就想把父母接到城裡享享清福，可沒想到，在城裡只住了兩年，老父母身體上就出現諸多不適，為此還住過幾次醫院。出院後，兩位老人說什麼也不在城裡住了，無奈之下他只好把父母送回鄉下。奇怪的是，二老居然就這樣慢慢恢復了健康，農忙時還會去田裡幹活兒。

這其實一點也不奇怪，因為「長壽老人沒有一個是懶漢」，這也是我在新疆喀什地區走訪百歲老人時最大的感觸。在走訪中，我發現這些長壽老人並沒有因為自己年紀大了，就安安心心地「養老」，反倒喜歡忙這忙那，總是閒不下來。他們中的很多人並不知道「要活就要動」這句話，但都不約而同地領悟了運動養生的精髓。

朋友的父母在鄉下時經常出去串門，或者在田間種些菜，活動機會較多。但是來到城裡後，他們在家無憂無慮，很少出門，真正是「頤養天年」。這樣經常閒著不動，肢體不能配合著心臟行血，不但增加了心臟的工作量，還因為氣血運行不暢引發了其他問題。當肢體、氣血運行都不聽使喚，心臟就開始躁動不安，各種問題也就出現了。這種問題的解決辦法其實很容易，那就是適當動一動。

人的年齡大了，動作緩慢而不靈活，這種變化對老年人會有一種

心理上的影響，讓老年人心理上也感到自己「老」了，因而適應外界環境的信心也會削弱，導致加速了人體衰老。而適當的活動，可以使老年人保持手腳靈活，動作準確，令老年人感到生命力旺盛、體力充足，保持「我還不老」的精神狀態，這對於抗衰老和增進身體健康是極為有益的。

不僅是老年人需要適當動一動，現在的年輕人和中年人更要多運動。青壯年可以說是社會發展的中流砥柱，但他們現今的健康狀況實在令人擔憂。很多人在上班時長時間坐在辦公桌前，出門的時候坐車，回到家常常又是坐在沙發上看電視、上網，「坐」是他們一天中保持時間最長的狀態。由於缺乏運動，身體的氣血容易瘀滯，很多病就這麼坐了出來，衰老也會不期而至。一天到晚總是坐著的人，在看電視或者使用電腦時最好能站著，利用這點閒暇，讓全身的氣血動起來，達到延緩衰老的目的。

 抗衰小祕方

大家在逛公園的時候，可以適當練習倒步走，有保健小腦的作用，還可以提高人體靈活性和協調性。不過要注意，練習時應講究正確的方式，要求上身自然正直，眼睛平視。右腿支撐時，左腿屈膝後擺下落，先前腳著地後過渡到全腳著地，身體的重心也移動到左腿，之後右腿屈膝後擺下落，兩手臂隨著退步運動自然擺動。老年人倒步走的具體長度一般為600～1000公尺。

活得長，死得快──抗衰老的終極目標

我很認同「活得長，死得快」這一有關生命品質的說法，這可以說是抗衰老的終極目標。「活得長」是指活得愈久愈好，也就是我們所說的長壽；至於「死得快」，雖然聽上去有悖於我們的觀念，但再仔細琢磨一下，就能理解其真正含義。既然死亡是無法避免的，每個人都要死，那當然死得快比死得慢好，既減少痛苦，又不拖累家人朋友。如果一個人的生命能有這樣的品質，豈不是太精彩了？

「抗衰老」並不只是追求生命的長度，因為當一個人有了更多時間去享受生命的快樂時，就更需要確保這一過程中的生命品質。所謂生命品質，對老年人而言就是擁有健康。如果只是長壽而不健康，整天輾轉在病床之上，不僅沒有生的快樂，反倒會增添生的痛苦。說到這裡，我想起北歐神話裡的一個故事。

有位女神名叫歐若拉，她掌管著北極光，代表著旭日東昇前的黎明。傳說歐若拉愛上了一位英俊瀟灑、驍勇善戰的勇士，但這位威猛的勇士只是凡人。為了和自己所愛之人長相廝守，歐若拉苦苦請求天父奧丁，希望天父賜予她丈夫魔法，讓他永遠不死。奧丁答應了她的請求，但再三告誡她，一旦許了願望就不可收回。歐若拉很高興地同意了，卻忘了向奧丁要求賦予自己愛人「青春永駐」的能力。於是，日子一天天過去，昔日的勇士變成了孱弱的老頭子，拖著一身的疾病，苟延殘喘地活著，每日呻吟，卻不能死去。最終，歐若拉因為忍受不了他的模樣，將他變成蚱蜢，並離他而去。

這只是一個神話故事，你大可一笑置之。但放眼我們周圍，現代版的「勇士」正在不斷被複製。有許多人雖然活到80歲，卻有10年是

在病榻上度過的，這就是典型的「活得長，死得慢」。顯然對他們而言，雖稱得上是長壽，但其長壽的「餘命」是在病痛中度過的，這種狀況絕不是我們的追求。抗衰老的目的並不只是讓我們多活幾年，而是讓我們在年老後仍然活得健康，進入到「無齡」的長命百歲境界。

佛說生老病死，四諦皆苦，如果是病與老的結合──年老久病，更是痛苦而可怕的。在自己年壽已高時，能夠無疾而終，或者就像小說中所說的「大笑三聲，坐地而化」，無疑是很多人的夢想。

中年「節能減排」，老年就會晚點來

如果將人的一生用四季來表示，那中年應該說是秋季。自然界中，冬天快來臨的時候，老天爺會給些提示，比如樹葉凋落，氣溫越來越冷，這時大家就會整理衣櫥，將毛衣、毛褲、羽絨服之類的厚衣服拿出來。

對於人類，在中年階段，當出現怕冷、容易疲勞、睡眠時間短的情況時，我們就應該告訴自己，生命的冬天要來了，從現在起要注意保暖、節制房事，以順應變化。前述身體變化正是腎氣虛的表現，在此時若能「節能減排」，就是為即將到來的「冬季」儲蓄能量。

人體隨著腎氣的逐漸旺盛而生長發育，直至成熟，繼而又隨著腎氣的逐漸衰竭而走向死亡。《黃帝內經》在闡述人體衰老的原因時說「腎氣衰，精氣虧」，認為「腎氣有餘，氣脈常通」是延年益壽的首要條件。當男人到了40歲，女人到了35歲左右時，人就會出現腎氣逐漸虛衰的現象。比如，腎主骨生髓，所以隨著腎氣的衰弱，骨骼就變得很脆弱，記憶力也下降了……

　　腎氣的衰老是一種必然，我們沒辦法扭轉，但可以通過「養精蓄銳」的方式延緩衰老的到來。腎可以看做是儲存人體基本物質的倉庫，這些基本物質每時每刻都在消耗，當倉庫裡的物質用完了，我們的生命也就結束了。人到中年，這個倉庫裡的東西就用了一半，如果接下來省著點用，必然比那些鋪張浪費的人用得更長。如此一來，才能保證其他的臟器，如肝、脾、肺、心臟等有足夠的能量去「工作」，人也就不容易衰老。

　　不管你年輕時多麼放縱生活，到了中年都應當好好養腎精、養腎氣。日常起居中要保證充足的睡眠，減少房事；飲食方面，注意多進食富含蛋白質、維生素和鈣質的食物，比如各種蛋類、乳類、海產品，少吃甜食和動物脂肪；還可根據不同的體質狀況，選擇適當的運動。儘管中年也帶來了「衰老」的跡象，是向老年的過渡，但保養得當，就能將本來該在40歲出現的腎氣衰弱，延長到50歲。

 抗衰小秘方

　　有的中年人因為腎陽不足，出現腰膝酸軟、冷痛，頭髮早白，頭昏耳鳴，心神不寧，記憶力減退等症狀，這時可食用核桃仁糖。具體做法是：準備核桃仁250克，黑芝麻250克，紅糖500克。先將黑芝麻、核桃仁炒香備用；將紅糖溶化後煮沸，再用文火熬至黏稠狀，然後加入核桃仁和黑芝麻，攪拌均勻；再於瓷盤中塗上一層薄薄的食用油，把攪拌好的成料倒入盤中攤平，待晾涼後切成小塊，裝瓶。每次吃3塊，每日早晚各食1次。

　　核桃具有較強的溫補腎陽功能，尤其適合腎陽虛的人食

用。一般人不宜食用太多，控制在每天5、6個核桃即可；此外，核桃含油脂多，吃多了容易令人出現上火和噁心等症狀。

一杯茶，時間對了才能抗衰

不少老年朋友嗜茶如命，每天起床的第一件事就是泡茶、喝茶，甚至一整天茶壺不離手。茶是保健抗衰的佳品，但喝茶的學問很大，大家不要隨意對待，喝錯了茶，不但對健康無益，甚至會害了自己。

起床後空腹喝茶就是很不健康的，因為腹中無物時，茶性會直接進入胃腸，這無疑是「引狼入室」。簡單地說就是，空腹喝茶後胃液被稀釋，胃的消化功能降低，很容易引起胃炎，而且空腹時喝茶茶葉中某些不良成分會被大量吸收進入血液，會讓人產生頭暈、心慌、手腳無力、心神恍惚等症狀，這就是人們常說的「醉茶」。可見，空腹喝茶對健康有很大害處。

而那些喜歡在飯後立即喝茶的老年朋友也要注意，這種方法也是不適宜的。飯後馬上喝茶，食物中的蛋白質、鐵質與茶葉中單寧酸會發生凝集作用，形成一些凝固物，又由於老年人的腸胃功能一般都很弱，對這些凝固物很難消化吸收，久而久之就會使體內的營養水準降低，影響體內多種器官的生理功能，還容易患上缺鐵性貧血。

我在這裡要提醒各位老年朋友，一杯茶，只有在對的時間喝才能抗衰，空腹不宜喝茶，飯後也不宜立即喝茶，最好是飯後半小時再喝茶。

要想讓茶發揮它最大的功效，那麼，不但要選擇對的時間，還

要在對的時間選擇對的茶。一般來說，早上宜喝綠茶，中午宜喝烏龍茶，晚上宜喝普洱茶。一天之中，這小小的三杯茶裡蘊涵著調理脾胃的養生理念。

一天之計在於晨。早晨正是陽氣生發之時，人體脾胃的陽氣開始向上走，很多老年人會有「五更瀉」的情況，這正是脾腎陽虛的表現。此時喝點綠茶，可助人生發陽氣，有利於脾胃的運化功能。綠茶沒有經過發酵，較多地保留了茶樹鮮葉內的天然物質，屬於茶中之陽。它能夠增強脾胃的消化功能，將水穀精微運送到周身，讓人心神俱旺盛。

中午陽氣減弱，人體的脾胃功能不如早晨，而且很多人中午會吃一些油膩的食物，這也會妨礙脾胃的功能。這時，喝一些烏龍茶可幫助消化和去除油膩感。烏龍茶是經過半發酵的綠茶，又名青茶，它有著健運脾胃、促進消化的功能，對防病養生也有很大助益。

晚上陰盛陽衰，脾胃的消化功能最弱，有些人習慣晚上吃大餐，這會對脾胃造成很大的負擔，尤其對老年人來說更是如此。中醫講「胃不和則臥不安」，當身體的能量都用在消化上，就會耗傷心神，影響睡眠。我建議大家，晚上最好喝點普洱茶。這裡說的普洱茶，指的是熟普洱，因為比起生普洱，熟普洱具有黏稠、甘滑的特點，對胃有保護作用，特別適合老人飲用。而經過多年陳放發酵，熟普洱中的咖啡因作用減弱，就算晚上喝，也不會讓人興奮，反而能讓人安然入睡。

自古以來，人們就有飲四季茶的習慣，春天飲花茶，可以緩解困倦、乏力等「春困」現象；夏天飲綠茶，可以清熱解暑、補充體力；秋天飲烏龍茶，能夠緩解口乾舌燥、嘴唇乾裂等「秋燥症」；冬天飲

紅茶，溫育人體陽氣，增強抗寒能力。

童心、蟻食、龜欲、猴行——古人的抗衰四法

《黃帝內經》中有很多具體抗衰延壽的方法，比如「精神內守」、「形勞而不倦」、「高下不相慕」等，後來人們根據這些記載進行了延伸，整理出了一套系統的方法，這就是「童心、蟻食、龜欲、猴行」四法。事實上，這套方法不僅有利於健康，對女人的容顏也有很好的幫助。

1.童心：童心是一劑抗衰老、保健康的良藥。很多女人看起來要比她們同齡的人年輕得多，她們有一個共性：都有一顆不老的童心。科學研究也已經證實，保持童心是抗衰老最重要的秘訣之一。

2.蟻食：這是說吃飯時像螞蟻那樣不挑食、不多食。如果將這個概念繼續衍生，可以用飲食有節來概括。所謂「節」，一是節制，指節制飲食，即不偏食、不嗜食、不多食；二是節律，指飲食要定時定量；三是節忌，指要忌口，身體不需要的、對病情有妨害的、不清潔衛生的飲食，均為禁忌。

飲食有節首先要注意不偏食、不嗜食、不多食。科學飲食觀需要重視飲食節忌，五味能入五臟而起作用，如辛味多有發散和行氣和血作用，故能解表止痛化瘀，過剩則能散氣；甘味多有和緩及補養作用，故能養陰和中，多食則能壅塞氣機，使腠理不通；酸味有收斂固溫作用，能治久瀉、脫肛和遺精，多食則易使筋攣；苦味有燥濕和瀉下作用，故能除濕瀉火、通便健脾，多食則寒中；鹹味有軟堅潤下作用，能散結、治痰核瘰鬁、通便等，多食則導致血凝。

3.**龜欲**：烏龜因其壽命長，向來被養生學家視為祥瑞的象徵。我們在養生保健中要向烏龜學習與世無爭的胸襟和一無所求的淡泊。「龜欲」說到底還是一個優化情緒的問題。對女人而言，不良情緒可能給各種損傷容顏的壞分子大開方便之門，成為影響心理和生理健康的一個重要因素，所以女人一定要學會正確面對生活，擺脫壓在心頭的重擔，讓心靈得到解脫。

4.**猴行**：就是要經常運動。生命在於運動，早在幾千年前，運動就被作為健身、防病的重要手段之一。中醫認為，運動可以填充一個人的「內三寶」，即精、氣、神，也可以改善一個人的「外三寶」，即耳、目、口。通過運動，內練精神、臟腑、氣血，外練筋骨、肌肉、四肢，使內外和諧、氣血周流、感覺靈敏，整個人體處於「陰平陽秘」的狀態，防治百病，老而不衰。

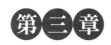

第三章

復原力——
人體自有抗衰系統

　　我們身體的每個細胞都在不斷進行著新陳代謝，年輕人新陳代謝功能正常，多數人臉上沒有多餘的斑點、皺紋和贅肉。但隨著年齡增長，新陳代謝功能減弱，人們臉上皺紋越來越多，身體素質越來越差。想要抗衰老，就要激發人的復原力，提高新陳代謝能力，才能達到延緩衰老的目的。

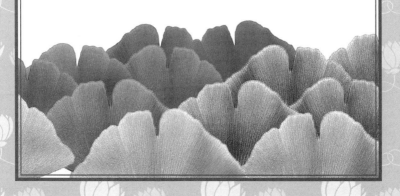

復原力就是抗衰老的靈丹妙藥

說到抗衰老，最重要的一點是什麼？在我看來，不管你做什麼樣的努力，最終目的都是激發身體的復原力，讓身體自行修復，延緩衰老。

生活中，總有人想借助某位神醫的能力，服下靈藥仙丹，於是周身通泰，返老還童。但這不過是電影、小說中的情節，現實生活中是不可能存在的。還有的人在事業上可能是雄心勃勃、不懼風險的勇士，可一旦衰老至，面對疾病時就變成了六神無主、憂心忡忡的懦夫。他們只是一味地將自己最寶貴的生命交給大夫去處理，聽從醫療機器的決定，自身卻束手無策。

曾有一次和朋友聚餐，席間一位成功的企業家說自己大腸裡長了個腫瘤，希望我給一些調理建議。從外表上來看，他沒有一絲病容，我想病情不會太嚴重，便讓他先遵從醫生的建議，如果需要割除，只要不會造成永久性傷害，就可以先割除，然後再慢慢調養。

隨後，我問到他對健康的看法，沒想到他回答說自己從未想過這個問題，認為這是專業醫師才有能力瞭解的。他的這一說法也代表了現代多數人的觀點，於是我提醒他，對於自己的身體我們應該有所認識，大多數疾病不能全靠醫生治療，必須配合自己改變，才能得到根本的改善。

我建議曾經有這樣想法的人，要改變固有觀念，多學習相關的養生保健知識，更要配合醫生的治療，甚至嘗試自己主導養生和祛病的工作，激發身體的復原力，以擺脫疾病，延緩衰老的步伐。

人體其實就像一部神奇的機器，它可以自動調整各種功能來修復

自身被破壞的部位。但是，這種復原力會因為人為因素而減弱，超負荷工作、壓力得不到釋放、生氣變成常態、過量運動導致體力消耗過大等，都會讓復原力大打折扣，甚至遭到根本性的破壞，這也就是人有復原能力卻還會衰老的原因。

中醫有個觀點，叫「三分治七分養」，這就是要求我們在日常生活中防微杜漸，注重細節養生，適量運動，充足睡眠，同時還要學一些提升人體復原力的方法，例如疏通經絡、儲藏氣血等。只有這樣，復原力才能成為我們健康的保護神，幫助我們抗衰老。

「背後七顛百病消」，激發全身陽氣

時下養生保健話題日益升溫，也常有朋友問我：頭痛了怎麼辦？不想吃飯怎麼調理？我經常推薦他們練八段錦的一個動作——背後七顛百病消。

「背後七顛百病消」是八段錦功法的最後一式，是一個提後腳跟的動作，做起來很簡單。腳跟看著不起眼，卻有著很大的效用。人們在緊張和疲勞的狀態下，背部肌肉通常會變得緊張，血液循環變差，而通過顛一顛後腳跟，有助於疏通整個背部的經脈，振奮人體的陽氣，使氣血暢通，令我們的身體變得強健起來。

當然，這並不是說只要將腳後跟顛七次，就能祛除全身之病了。本式的練習口訣是：「兩腿併立撇足尖，足尖用力足跟懸，呼氣上頂手下按，落足呼氣一周天，如此反復共七遍，全身氣走回丹田，全身放鬆做顛抖，自然呼吸態怡然。」

口訣的大致意思是，練習者要兩腿併列開立，用腳尖的力量著

地，把腳跟懸起來。呼氣向上走，雙手向下按，腳跟落下來之後呼氣一個周天。這樣反復練習七遍，全身的氣息最後回到丹田。然後要全身放鬆，做顛抖的動作，同時順其自然地呼吸，神態顯出怡然的樣子。

這一動作很簡單，只有一起一落兩個招式：

1.自然站立，兩腳併攏。

2.將兩個後腳跟抬起，頭部用力向上方頂；動作略微停頓，眼睛注視前方。

3.身體隨著腳跟忽然下落，眼睛繼續注視前方。

4.重複做這三個動作七遍，再還原成原來的站姿。

在練習這一動作的過程中，注意雙腳始終併攏，只是腳跟提升和放下。初練習者很容易把握不住身體的重心，還會在腳後跟上提時端肩膀，這些錯誤都會使健身效果打折扣。正確做法是用五趾緊緊地抓住地面，雙腿併攏，做到提肛收腹，肩膀向下沉，百會穴向上頂；同時，腳跟下落時，咬住牙齒，輕輕震動地面，要全身放鬆，動作不要操之過急。這樣就可以穩住身體的重心了。

腳趾是足三陰和足三陽經交會的地方，腳趾抓地，踮腳而立，能使足部和全身臟腑的經絡都得到有效刺激，而使全身血脈通暢，陰陽平衡。同時，踮腳而立還拉伸了腿部的韌帶和肌肉，提高了身體的平衡能力。此外，落地震動還能對下肢的關節進行按摩，讓全身肌肉放鬆。平時多顛顛後背，對於我們日常保健和抗衰老都是有好處的。

抗衰小秘方

經常捶打背部，也能刺激背部的陽氣。捶打背部可請家人幫助，操作者手呈半握拳狀，然後用掌根和掌側拍打或者叩擊背部。捶背的動作要盡可能和諧，力量要均勻、緩和，切忌暴力捶打。每分鐘可叩擊、拍打60～80次，每次進行10～15分鐘。

呼吸放慢到6.4秒，養好身上的「氣」

在漢語中，「氣」這個字幾乎是無處不在的。比如當一個人發怒的時候，叫「生氣」；如果精神不振、無精打采，叫「洩氣」；如果精神抖擻，很有活力，叫「神氣十足」；還有一句話叫「人活一口氣」；如果有人去世了，我們會說這人「斷氣」了。可是，究竟什麼是「氣」呢？

按照現在通行的說法，氣既是維持我們生命活力的一種精微物質，又是人體各臟腑器官活動的能力。因此，如果能養好人身上的「氣」，無疑會讓我們的身體更有活力，有效抗衰老。

人體之氣來源於稟受父母的先天精氣、食物中的營養物質即水穀精氣，以及存在於自然界中的清氣。這三者通過肺、脾胃和腎等臟腑的綜合作用，結合而生成人體之氣。這種人體之氣由於其主要組成部分、分佈部位和功能特點不同，產生了不同的名稱，主要有元氣、宗氣、營氣、衛氣等。

我們講養氣，最重要的就是保養這幾種氣。以下為大家介紹一種

呼吸養氣的方法。

人們通過研究《黃帝內經》發現，古人的一次呼吸大概是6.4秒，要使人體的運轉符合營氣和衛氣的流動節奏，就一定要把呼吸放慢，一次呼吸6.4秒是最恰當的。呼吸放慢了，我們的脈搏也會跟著放慢，人的生命進程也就放慢，生命進程越慢，衰老的速度就越慢。這個道理其實很容易理解，以烏龜為例，牠的呼吸是最慢的，動作也很慢，這就是牠長壽的秘密。

普通人一般情況下呼吸一次約3.3秒，也就是說，現代人的呼吸比古人快了將近一倍。放慢呼吸節奏對現代人是非常有意義的，我們要努力把每次呼吸放慢到6.4秒，形成一種習慣。具體應該怎麼做呢？這裡介紹一種順呼吸方法。

順呼吸就是腹部隨著呼吸自然地隆起和收縮的呼吸方式。你可以體會一下，吸氣時腹部是隆起的，呼氣時腹部是收縮的。練習慢呼吸時要注意，呼吸要用鼻子而不是嘴。吸進去的是自然的清氣，因此要「吸入一大片」；呼出的是身體裡的濁氣，所以要「呼出一條線」。當慢呼吸成為你最主要的呼吸方式，那麼，你走向衰老的腳步也就大大地放慢了。

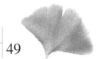

抗衰小秘方

　　人們仿效胎兒的呼吸，發明了胎息法，和我們所說的慢呼吸很像。方法是，以鼻吸氣入內，能吸多少就吸多少，然後閉氣，心中從一開始默數，然後將氣從口中緩緩呼出，鼻吸氣→閉氣→口呼氣→鼻吸氣，這樣反復不已，並逐漸延長閉氣的時間，心中默數的數目逐漸增大，即可出現養生的效果。

　　胎息法是通過呼吸鍛煉和意念控制來增強和蓄積體內陽氣，從而達到休養身心、強身祛病的一種靜功法。胎息法並非一朝一夕就能練成，初學行氣必須從淺開始，並且要持之以恆，最終才能功成。

濕邪催人老，藥粥可祛濕

　　有位朋友好奇地問我：「你在養生保健這個行業這麼多年了，你見過的什麼病最多？」我仔細想了想，根據自己的經歷，濕病大概是我見過最容易發生的疾病。

　　濕邪是絕大多數疑難雜症和慢性病的源頭或幫兇。患病的人體內是頑固的濕邪，看似健康的人體內也有濕邪埋伏在那裡伺機行事。那麼，怎麼判斷自己體內是不是有濕呢？體內有濕的人，大便不成形，長期便溏；也有的人雖然大便成形，但沖廁所的時候會發現總有一些粘在馬桶上，這也是體內有濕的一種表現。不便於觀察馬桶的人，可以從使用的衛生紙判斷，大便正常的話，一張衛生紙就擦乾淨了，而

體內有濕邪的人得3～5張才能擦乾淨。

很多人年紀輕輕就出現衰老特徵，比如皮膚粗糙、皺紋橫生、煩躁、焦慮等，也多是「濕」惹的禍。《黃帝內經 素問 調經論》中說：「寒濕之中人也，皮膚不收，肌肉堅緊，榮血泣，衛氣去，故曰虛。」虛症是因為體內有寒濕，而且中醫認為虛症的本質就是衰老。因此可以說，很多女人提前步入更年期，就是由於寒濕在體內作祟。

有人可能會疑惑，濕邪真的這麼可怕嗎？有句古話叫：「千寒易除，一濕難祛。濕性黏濁，如油入面。」被濕邪侵害的人好像身上穿了一件濕衣服，頭上裹了一塊濕毛巾，黏膩膩的，非常難受！

濕邪不祛，吃再多的補品、藥品，用再多的化妝品，都只是做表面功夫而已，發揮不了抗衰老的作用。不過，濕邪再可怕也還是有對付它的辦法。《黃帝內經》指出，「濕氣通於脾」，脾胃受到寒濕之氣的困擾，人體才會出現前述症狀。將這些濕氣和毒素都瀉去，讓我們的身體重新溫暖起來，才是抗衰老的根本。

那麼如何健脾祛濕呢？這裡推薦一款薏仁黨參粥，這款粥的食材只有三種，即薏仁、黨參和粳米，做起來也非常簡單。方法是：取30克薏仁洗淨後濾去雜質，放入涼水中浸泡2小時；15克黨參洗淨後切成薄片；200克粳米淘洗乾淨。三者放入鍋中，加水1000毫升，先用大火煮沸，鍋開後撇去浮沫，再用小火慢慢熬30～40分鐘。粥熟後，可依個人口味放入冰糖調味。每天早餐時食用，不僅能祛濕健脾，還能補氣補血。

值得注意的是，儘管服用薏仁黨參粥可以幫助人們祛濕健脾，但並非所有人都適合，比如大便乾燥、火氣大的人就不宜食用。

閉著眼睛單腿站，迅速提高免疫力

現在有些人，尤其是老年朋友，一年到頭腿都是涼的，在冬天時更是問題百出。腿部受涼會導致全身體溫下降，打亂身體各部位的生理機能。臨床上也發現，很多心腦血管疾病患者，就常有腿部發麻、冰涼的感覺。

老人的雙腿之所以變成「老寒腿」，固然有年輕時不良生活方式的原因，但這也和年紀大了，體內陰陽失衡有關，確切地說，是五臟六腑之間的合作關係和協調性出了問題。

在這裡為大家介紹一個極其簡便的方法——單腿站立，這是中國傳統武術中一種常見的練功方法，例如太極拳中有「金雞獨立」、詠春拳椿步中有「獨腳馬」、空手道中的「鷺足立」、忍術的「飛鳥立」等，都可說是單腿站立的一種變體。

練習這種功法很簡單，只需將兩眼微閉，兩手自然放在身體兩側，任意抬起一隻腳，試試能站立幾分鐘，注意不能將眼睛睜開。如果是睜著眼睛，我們會依靠雙眼和參照物之間的協調來調節自己的平衡，但閉著眼睛就只能調動大腦神經來調節身體各器官的平衡。

這種方法能集中意念，將人體的氣血引向足底，對於足寒症效果奇佳，同時還可迅速增強人體的免疫力。另外，我們腳上有六條重要的經絡通過，通過這種調節，虛弱的經絡在感到酸痛的同時還得到了鍛煉，也就調節了經絡對應的臟腑。

衰老是不可抗拒的規律，而生命的生長、發育、衰老、疾病、死亡與臟腑功能密切相關。老年人隨著年齡增長，必定出現臟腑功能衰退，氣血陰陽失調，發生全身性、多系統、循序漸進的功能衰退。練

習這種單腿站立，不光對腿腳寒涼有效，還能調節身體各器官平衡，提高我們的免疫力，大家不妨一試！

抗衰小秘方

有老寒腿困擾的朋友，平時一定要注意腿的保暖工作。此外，還有一個極其簡便的方法能夠讓腿快速暖和起來，那就是乾洗腿。先用雙手緊抱左側大腿，稍用力從大腿根向下按摩，一直到腳踝處；然後，再用同樣的方式按摩另一條腿。這樣重複10～20遍，能夠疏通腿腳的經絡，促進血液循環，產生活血化瘀的作用。對於腿腳老化、平衡能力減弱的老人來說非常合適。

學會敲膽經，壓力再大也不怕

現代人在競爭激烈的社會中，不得不為生存而謀慮，然而，現實往往與人的願望背道而馳，很多事情都不盡如人意，所以，很多謀慮積壓在肝內而沒有讓膽決斷執行，以致肝膽的通道被阻塞。由於情志被壓抑，肝膽的消化功能、供血功能、解毒功能都受到嚴重的影響，人體自然就會百病叢生。所以，多疑善慮、膽小易驚的人，都應該好好地調節肝膽的功能。

要改善肝膽的功能，最簡單的辦法就是經常鍛煉膽經。現在，很多人都在強調鍛煉足少陽膽經的好處，敲膽經也幾乎成了一種風潮。

人們重視膽經是有緣由的。足少陽膽經從人的外眼角開始，沿著

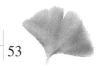

頭部兩側，順著人體的側面向下，到達腳的第四、五趾，幾乎貫穿全身。《黃帝內經》上說：「凡十一臟，皆取於膽」，可能很多人沒有想到，膽會排在所有器官之首，其實這裡蘊涵著深刻的道理。

　　按照中醫天人合一的思想，人體同十二時辰緊密相關，十二時辰正好對應著人體的十二條正經，其中，子時就對應著膽經。子時膽經開始分泌膽汁，刺激肝經開始淨化血液，十二正經就這樣一環接著一環地運行，就好像接力賽跑一樣，膽經就是第一棒，假如膽經出現堵塞，必然會影響後面的經絡運行，導致臟腑功能失調，加快人的衰老。

　　在這裡為大家推薦「敲膽經」這種方法，這是吳清忠先生在《人體使用手冊》一書中介紹的。只要每天在大腿外側沿著膽經的4個點敲打即可，每敲打4下算一次，每天左右兩腿各敲打50次。

　　敲膽經的主要目的是刺激膽汁分泌，調節肝膽功能，不需要太用力，只要將手舉起來後順勢敲打即可。如果敲出烏青通常有兩種原因，一是敲打的力度太大，可等烏青退了再敲；二是身體本身的凝血因數不夠，平時皮膚上也容易出現烏青，可每週吃一次豬腳、阿膠等食物進行調理。

　　敲膽經讓膽經順暢了，人所有的憂慮、恐懼、猶豫不決等情緒，就都會隨著膽經的通暢而排解出去，那麼，我們的肝膽必定會日益強壯而減少損耗，身心也自然會健康快樂了。另外，需要注意的是，懷孕的人不宜敲膽經，而且敲膽經最好在早上，晚上不宜。

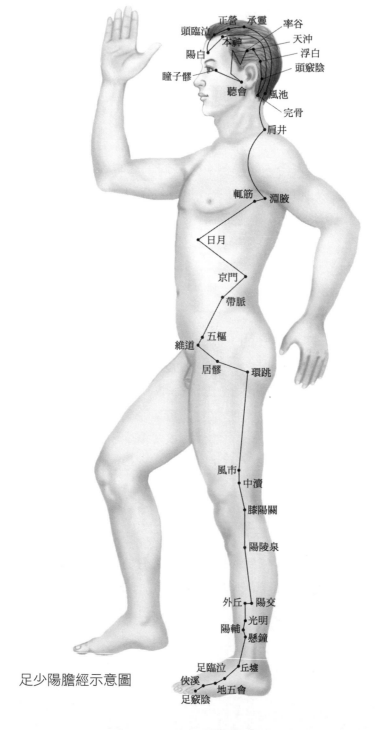

足少陽膽經示意圖

抗衰小秘方

　　有的人在敲了膽經後，晚上不容易入睡，這多是因為敲完膽經後，肝膽濁氣散開的原因。出現這種情況要停止敲膽經，多按摩背後的膀胱經，從玉枕到膀胱俞，從上到下，每天3～4次，每次8遍，幫助疏通體內垃圾排出。等睡眠恢復正常後，再繼續敲膽經。

四寶粥妙補脾胃，培「後天之本」

　　「民以食為天」，誰也離不開一日三餐。一個人如果想要抗衰老，維持和延續生命，就需要不斷攝入食物，讓自然界中的能量和營養能夠為人體新陳代謝的全面運轉提供能量。不過，光是吃還不夠，還要使食物轉化成人體所能吸收的氣、血、津液才行。

　　中醫養生保健，其實無非是補先天之精，益後天之氣，不過先天之精由稟賦而定，因此對後天之本——脾胃的調養就顯得至關重要。如果脾胃不好，無法將食物轉化為身體所需的氣血，像漏斗一樣，吃多少漏多少，食物的真正功效自然發揮不出來。所以，要想抗衰老，一定要先把自己的脾胃調養好。

　　脾胃虛弱的人平時對美食都沒啥食欲，更別提又苦又澀的中藥了。那要怎麼補脾胃呢？對此，我的建議是喝粥，特別是一款由蓮子肉、山藥、薏米、芡實等四種「寶貝」組成的粥。

　　做粥前，先在藥房將這四樣東西等比例配好，再打磨成粉。每次

熬粥時放上幾勺。因為芡實的味道有點澀，有些人在開始喝這種粥的時候覺得味道怪怪的，不過，逐漸就會習慣這種味道，多喝幾次人就會變得精神抖擻。

為何這款粥具有益脾養胃的作用呢？這與其中的四件「寶貝」脫不開關係。

1.蓮子肉：蓮子為睡蓮科植物蓮的種子，中醫認為，它味甘、澀，性平，歸脾、腎、心經，多年來被視為滋補性食品。《神農本草經》把它列為「上品」，還稱之為「水芝丹」，說它能「補中養神益氣力，除百疾，久服輕身耐老，不饑延年」。這裡的「中氣」指的就是脾胃之氣。

在大自然的諸多植物中，蓮很獨特。一般的植物都生長在陸地上，吸收土中的精氣，蓮卻可以長在泥土中，既吸收土氣，又吸收水氣，因此蓮一身都是寶，蓮子心可以去心火，荷葉能夠降血脂，而蓮子肉則具有補脾胃的作用。一個人的脾胃好了，吃進去的食物能夠轉化為氣血滋養身體，人自然也就身強力壯。

2.薏米：薏米像米更像仁，所以也有很多地方叫它薏仁。中醫上說，薏米能強筋骨、健脾胃、消水腫、祛風濕、清肺熱等。尤其是薏米利濕的效果很好，運化水濕是脾的主要功能之一，體內濕氣太重就會加重脾的負擔，所以薏米這種祛濕的作用，能夠為脾臟減輕負擔。

薏米性微寒，並不適合單獨煮粥食用，而且薏米不容易消化，所以儘量不要多吃，尤其是老人、兒童以及胃寒的人。

3.芡實：也叫雞頭米、水雞頭等，味甘，性平，入脾、腎、胃經。芡實在補中益氣方面的功效和蓮子肉有些相似，不過芡實的收斂作用比蓮子強。如果脾胃虛弱，出現慢性泄瀉，芡實就像一雙有力的

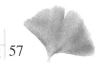

大手一樣，不會讓氣血白白流失。現代研究也證實，芡實含有大量對人體有益的營養物質和微量元素，如蛋白質、鐵、鈣、維生素B、維生素C、粗纖維、胡蘿蔔素等，容易消化吸收，是補虛佳品。

4.山藥：性甘平，是培補中氣最平和之品。清末大醫家張錫純在其醫學專著《醫學衷中參西錄》中曾屢用生山藥一味，治療了許多危急重症。在藥店通常有炒山藥和生山藥兩種，平時建議食用乾燥後的生山藥。

山藥能補脾胃，對於脾胃虛弱的老人尤其適宜。特別對那些脾胃虛弱、體質較差的老人，建議用山藥做粥，經常食用能強健脾胃。

常給老人捏捏脊，撫平一生的積勞

宋美齡女士在2003年10月24日去世，享年106歲。我在閱讀她的傳記時發現一件很有意思的事，那就是她每天都會讓按摩師給她按摩後背，不用複雜的手法，只是捏一捏、抓一抓。實際上，很多長壽老人也有按摩後背的習慣，尤其是捏脊療法，更是對老人有很大的養生療病作用。

捏脊就是捏脊樑骨，這種手法最早見於晉代醫家葛洪的《肘後方 治卒腹痛方》，文中說：「拈取其脊骨皮，深取痛引之，從龜尾至頂乃止，未癒更為之。」脊背是全身氣血運行的大樞紐，最怕瘀積，只有脊背這個樞紐通暢，氣血運行順暢，才能帶走瘀積，滋養全身。人體氣血在運行過程中，因為內感七情、外感六淫邪氣，勢必出現瘀積、堵塞，而且通常是在背部阻塞最多。我們可以發現，小孩子的背後皮肉鬆軟，能提得很高，但很多中老年人就難以提起，這可不是什

麼肌肉結實的象徵，而是體內的瘀積造成了皮肉粘連，這也是捏脊又被稱為「捏積」的原因。將後背皮肉間的這種粘連捏散，恢復脊背的氣血暢通，這樣，影響老年人生活的一些小毛病也會徹底消除。如何捏脊呢？方法如下：

1.被捏者脫去上衣或將上衣撩起露出後背，俯臥在床上，全身放鬆。捏者將雙手用熱水溫順（夏日不需要），在被捏者的背部由上而下暗暗推拿3遍，使其肌肉鬆弛。

2.先用雙手拇指及食指夾起腰椎或尾椎兩旁的皮下組織，食指及中指在前面做導引，拇指下壓並往前推。三根手指配合，一鬆一緊，從腰部開始往肩頸部有規律地捏，中間最好不要間斷，這樣能讓「氣」上下貫通，不致堵在某處。

3.捏到頸部時，雙手順著脊椎滑下來，將氣由上導到下，之後再重複第一步的動作，至少由下至上做三次，之後再針對不舒服的地方局部加強。如果力道掌握得較好，三次之後，後背的肌膚就沒那麼緊繃，通體舒暢。如果症狀較嚴重，在捏完後的幾天內，背部可能都會有疼痛感，不過不必擔心，身體在捏脊後會越來越輕鬆。

4.如果遇到肌肉僵硬、氣血阻塞嚴重的地方，被捏者可能會感到疼痛難忍，此時捏脊者的動作應該放緩或稍停片刻，但是手指不可放開，等對方放鬆後，再繼續進行。另外，捏脊者的指甲不宜過長，以免刮傷被捏者。

除了「捏」之外，還有一種「提」的方法。捏完三遍之後，仍從尾椎開始，每捏三次就提一下，稱為「捏三提一法」。如果手法到位，且捏著的部位粘連比較嚴重的話，在向上提的時候往往會聽到啪的一聲。捏的時候一定要顧及被捏者的痛感，掌握自己的力度，先輕

而後逐漸加重。

捏脊時如果感覺疼痛，可以在被捏部位塗抹潤膚露等水劑、粉劑，既可潤滑以減輕疼痛，又不油膩；還可在捏脊前輕揉脊背部，使皮膚放鬆。

溫灸印堂——簡單有效的美容抗衰秘方

「印堂」是古時候相術師對人兩眉間部位的稱呼，同時也是人體的一個穴位。這裡是人精氣神聚集的地方，總督人一身陽氣的督脈從此循行經過，主人體一身之表的膀胱經在上行時也經過印堂的旁邊。

印堂這個地方，對女人的美容抗衰很有幫助，尤其是成年女性臉上的痘痘。有些成年女性臉上的痘痘，都在顏色快紅或者將出未出的狀態下停在那兒不長了，其實，這就是因為體內陽氣不足造成的，對此可溫灸印堂穴來提升陽氣。

如何溫灸呢？具體方法如下：躺在床上，在臉上蓋一層薄紗布，然後將艾條的一端點燃，放在印堂上方2公分處，停2分鐘後，再從印堂向下面的鼻樑處來回懸灸。而臉上有一層布擋著，艾灸時掉下的灰就不會燙到皮膚。

《黃帝內經》上講：「女子五七，陽明脈衰於上，面始焦。」說的是女人在35歲之後，因為氣血虛弱，臉上會呈現出衰老之相，也就是人們常說的「人老珠黃」。這時溫灸印堂能調整氣血，讓面部恢復光澤，還有延緩衰老、駐顏回春的作用。

觀察印堂穴的顏色變化，大家還能夠自診健康。如果印堂處發白，是腎陽不足的表現，這種人通常有怕冷、腰膝酸軟、頭暈目眩的

症狀，男人還可能會出現陽痿、早洩，女子則會出現不孕、痛經等；如果印堂發紅，可能是勞心耗神過多；如果不僅紅，還有細小紅疹，往往是陰虛的症狀，比如失眠多夢、五心煩熱等；印堂上出現色帶的，可能會出現血壓不穩的症狀。

正因印堂穴如此特殊和重要，道家養生者才將其稱為「上丹田」，認為若能多刺激這個穴位，就能夠獲取長生延年的「內丹」，讓你的臉變得白裡透紅，如同時光倒流一般。

經常拍拍打打，女人神清氣爽身體好

拍打療法是一種古人常用的健身功法，主要是用手，或用槌、木棒、鋼絲等製成的拍子，在患者某些特定部位上進行輕重不同而有節奏的拍打，是一種健身美容的好方法。拍打可以通經活絡、促進血液循環，從而起到強身健體、延緩衰老的作用。

1.拍打頭、頸、面部：可取坐位或站位，眼睛平視前方，沉肩墜肘，讓全身感到放鬆，深呼吸，舉起雙臂從兩側分別拍打頭頸部位，力度要輕，節奏要快。先從後頸部開始，然後逐漸向上拍打，一直拍到前額，再從前額部向後拍打，拍至後頸部即可。如此反復5～7次，可心中默數數字，精神寧靜。此法

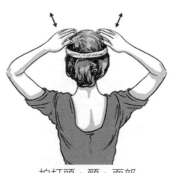

拍打頭、頸、面部

能防治頭痛、神經衰弱、腦血栓、面部神經麻痹等症狀，且有增強記憶力、明目健腦的功效。

2.**拍打胸背部**：取站立位，全身放鬆，兩腳緩慢分開，與肩等寬，雙手半握拳。先用左手拍打右胸，再用右手拍打左胸；先由上至下，再由下至上，左右胸各拍打200次左右。胸部拍完之後接著拍打背部，仍以半握拳姿勢，先用左手伸到頭後拍打右背部，然後再用右手拍打左背部，每側各拍打100次。此法可防治冠心病、高血壓性心臟病、風濕性心臟病、肺心病、肺氣腫及肌肉發育不良等病症。

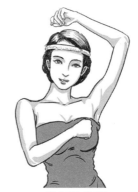

拍打胸背部

3.**拍打腰腹部**：取站立姿勢，全身放鬆，雙手半握拳或手指平伸均可，然後腰部左右轉動，隨著轉腰動作，兩上肢也跟著甩動。當腰向右轉動時，帶動左上肢及手掌向右腹部拍打，同時右手向左腰部拍打；如此左右反復進行，手掌或拳有意識地拍打腰部、腹部，每側各拍打200次。另可用一手掌心、另一手掌背交替拍打肩、背部和腰部，如此能有調理腸胃、增強五臟功能的作用，可防治腸胃功能紊亂、便秘等症。

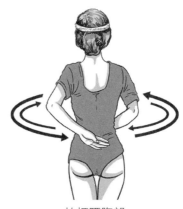

拍打腰腹部

4.**拍打四肢**：取坐位或站位，將左手臂向前平舉，用右手掌拍打左肩部、手臂、肘部，然後再換左手掌拍打右肩部、手臂及肘部。用

兩手掌拍打兩大腿內外側、膝關節、小腿內外側，重點要拍打小腿足三里穴位。一般每側拍打100～200次，這樣做能改善肌肉組織的營養，防治關節炎、肌肉勞損、骨質增生、風濕病等。

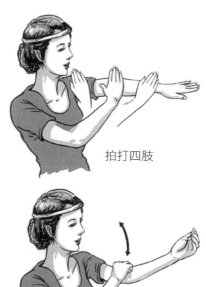

拍打四肢

5.**拍打臂彎**：伸出右臂，手掌合併成拱形，對準左臂彎用力拍打下去，力度根據每個人的體質與承受度不同來決定輕重。左臂拍打完換拍打右臂，每次拍20下。有些人第一次拍打時，臂彎會出現點狀瘀血，第二次後就會慢慢減少，第三次會更少甚至沒有，這也說明體內毒素相應排出去了。不過那些體質

拍打臂彎

較差、70歲以上的老人最好不要拍打，因為老年人血管較為脆弱，拍打不當反而會出現其他不良症狀。

茶飲小藥包，緩解疲勞抗衰老

繁重的工作、奔波的生活和巨大的學習壓力，使許多人處於亞健康狀態，他們的年齡多在18~45歲之間，其中以中年白領居多。一般處於亞健康的人會出現失眠、乏力、無食欲、易疲勞、心煩意亂等症狀。如果一個人長久處於亞健康狀態，卻沒能及時通過休息、運動、

飲食等各種方法調節，很容易就會出現早衰。

　　如何緩解壓力，調理自己的身體呢？我曾在一電視節目中得知一種抗疲勞的茶飲方，勞累時為自己沏上一杯茶，在品味茶的清香中既能讓大腦暫時得到休息，對體質的調節也有一定功效。以下為大家簡單介紹一下。

　　這道茶飲需準備枸杞子、生黃芪、麥冬各5克，白菊花、玫瑰花、生山楂各3克，將藥材放到一個稍大的杯子裡，然後用熱開水沖泡片刻即可當茶飲用。

　　白菊花味甘，主要功效為平肝明目，對改善長時間用眼過度導致的眼疲勞效果不錯。《本草綱目》記載菊花「具有散風熱、平肝明目之功效」；枸杞子可以補肝腎，現代人用電腦比較多，經常會肝血不足，引起雙目乾澀模糊，這時吃一些枸杞子效果就不錯，而且，枸杞子還能增強人體肝臟的肝糖原含量，這種能量儲備讓人不容易產生疲勞感；黃芪味甘，微溫，歸脾、肺經，在這裡主要用到它的健脾補氣功效，很多體質虛弱、容易疲勞的人屬於氣虛體質，而黃芪補氣功效顯著，因此服用它有抗疲勞的作用；玫瑰花性溫，味甘，有很好的理氣解鬱、鎮靜安神作用，對女人而言還可調經、養顏；麥冬能夠清心除煩、益胃生津，如果晚上心煩睡不著覺，麥冬就是個不錯的選擇；生山楂的消食功效人盡皆知，不過，它也有疏肝解鬱的作用，幫助生氣的你順氣解鬱，排解煩惱。

　　這六味中藥做成的茶飲，口感很好，具有調肝解鬱、健脾寧心、緩解疲勞、清心明目等作用，適合亞健康的人飲用。不過，當亞健康已經影響到生活時再去關注它，時間還是有些晚了。中醫養生一直強調「未病先防」，藥包茶飲只是輔助緩解亞健康的一種手段，主要是

在身體還健康時就能防患於未然。當感到壓力大，身體剛剛出現疲勞感的時候，就要及時選擇一些緩解壓力的方法，釋放自己的疲勞感，以免積勞成疾。

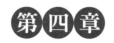

第四章

抗衰老核心目標
——拯救記憶力

　　人們一直認為老來糊塗是正常現象。其實，老年人出現記憶力下降、經常性健忘，有可能是腦萎縮造成的。越是重視大腦的保護，拯救自己的記憶力，就越不容易發生老年癡呆。

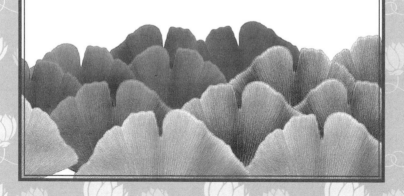

～記憶退化，也許你該補腎了

　　幾個好友在一起閒聊時，常拿健忘或者腦筋不好的朋友開玩笑，戲稱他患了「老年癡呆」。每個人都很在意自己的腦力，都希望自己擁有聰慧敏捷的大腦，可是，隨著年齡的增長，人的智力、記憶力等會減退，這也是衰老很重要的表現。

　　據統計，在美國，老年癡呆是居死亡原因第四位的人類殺手，僅次於腫瘤、腦血管病、心血管病。美國65歲以上的老人中，每6個就有1人患有某種形式的癡呆，前總統雷根也長期受到此種疾病的折磨。老年性癡呆已經成為各國非常棘手的問題，在人年紀越來越大時，怎樣益智、增智，逐步受到全社會的關注。

　　中醫認為，人的智慧與腎有著緊密的關係，有「腎主骨生髓」、「腎氣通於腦」的觀點。髓分為骨髓和脊髓，骨髓的主要作用是營養骨骼，而脊髓則上通於腦，給大腦提供營養。腦主持精神情志活動，一切的智慧都在於腦的發育程度。腦和脊髓都是通過腎精來充養的，也就是說，腎精肩負著充養大腦的重任，腎精充足，則腦力強健、思維敏捷，腎精虧損則腦衰健忘。

　　有的人以前記憶力很好，但年紀漸長記憶力日漸減退，還有的人總是注意力不集中，常常感覺疲勞，這實際上是腎虛了。腎虛了，腎精不足，相應地腦髓也就不足，因此才會出現記憶力減退、智力活動下降的現象。如果任由這種情況持續發展，極有可能導致癡呆。老年人為什麼患癡呆的比較多，就是因為老人腎氣虛，「主骨生髓通腦」的功能減弱，腦髓不夠，腦也就得不到足夠的滋養。

　　因此，養腎是健腦益智的基石，補腎強腎是增長智慧的有效手

段。老年人想要避免過早衰老，遠離老年癡呆，可以從養腎的角度入手。接下來給大家介紹一種簡易的腳底按摩方法，可以幫助養腎補腦：取雙腳底諸區，各按摩10分鐘，先右腳後左腳。

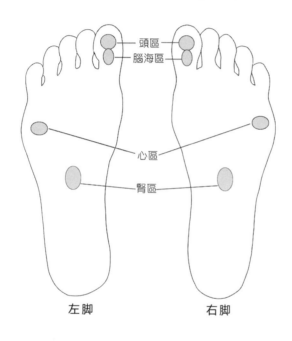

掌上有乾坤，拍手能消除腦疲勞

腦力工作者除了身體上的疲勞外，大腦也會疲勞。特別是下午兩三點鐘，很多人會覺得極度疲乏、沉悶，工作效率變低，還特別容易出錯；也有的人年紀輕輕就出現健忘、失眠等問題。怎麼解決這個問題呢？其實通過簡單的拍手就可以。

從中醫來看，人身上有十二條正經，與手掌相連的就有六條，

分別是手少陰心經、手厥陰心包經、手太陽小腸經、手少陽三焦經、手太陰肺經和手陽明大腸經。經絡是氣的管道，連接著五臟六腑，如果經絡堵塞，氣運行不暢，人就會在白天昏昏沉沉，記憶力不佳。拍手能疏通氣血，其作用不可小覷。另外，將手掌合起來拍擊時會發出「澎澎」的聲音，這個聲音通過聽覺神經傳到大腦，也可增強大腦功能。

乾隆皇帝活得很長，詩也寫得很多，有首詩中還寫到手與氣血的關係：「掌上旋日月，時光欲倒流，周身氣血清，何年是白頭。」詩中告訴我們一句重要的養生秘訣，即人的手掌上藏著長壽的秘密，只要掌握了方法，歲月就可以倒流。雖然詩有誇張的成分，但是拍手對延緩大腦衰老的作用是不容置疑的。

拍手有以下幾種方法：

1.基本拍手法。也就是平時最常見的手掌對手掌、手指對手指的拍法，一定要將十指分開，開始可輕拍，力度逐漸加重。

2.拍「空心掌」。有的人覺得拍手時聲音太響難以接受，這時就可嘗試這種方法：將手掌弓起，手指張開，然後拍下去，令手指與手指、掌根和掌根相碰。不過，這種方法的打擊面縮小，效果相對會差一些，因此可延長時間。

3.除了以上兩種基本拍法外，還有掌背相拍、虎口相拍、握拳對拍、掌心擊虎口等拍法。

握拳擊掌也是一種拍手法，具體做法是：一隻手用力握拳，另一隻手張開，用拳擊掌。這個動作最好能配合腳步，一邊散步一邊做，或者原地踏步也可以。如此一來，手和腳都得到了按摩刺激，有非常好的保健功效。

而與拍手有異曲同工之妙的是十指相敲法，就是雙手的十指相對，互相敲擊。這種方法可鍛鍊手指上的井穴，既鍛鍊了手的靈活性，也練了肝氣，對大腦的養生十分有益。

早起梳頭「拿五經」，增加腦部血流量

人到老年，身體各個功能器官都在退化，尤其是大腦功能，許多老人會出現思維遲鈍、記憶力下降等現象，甚至會患上健忘症、老年癡呆症，但也有些老人依然像年輕時那樣口齒伶俐、思路清晰。

我曾拜訪一位80多歲的退休教師，老先生的身體還很硬朗，當我問及他的保養秘訣時，老先生笑著說：「沒有什麼秘訣，只是閒下來的時候會用手指梳頭，從前梳到後，日日堅持。天長日久，我發現居然還長出了黑髮。」老先生說這方法是他聽別人介紹的，當時半信半疑，只是覺得方法不難，抱著姑且一試的態度，沒想到這麼一梳，覺得頭皮發熱很舒服，連晚上睡覺都變得踏實多了。老先生就這樣堅持了20年，不僅頭髮掉得少了，一些老年人常有的腦部疾病也沒出現。

大家在用手指梳頭前，需要清洗雙手，並剪掉指甲，避免手上的細菌碰到頭皮後引起毛囊炎。一種比較簡單的方法是：直接用雙手的五指代替梳子，由前額梳至後腦勺，增強頭部血液循環及腦部血流量，這對防止腦部血管疾病很有好處。

另外一種方法叫做「拿五經」。先將5個指頭張開，分別放在頭部前面的髮際督脈、膀胱經、膽經的循行線上（中指位於頭部正中的督脈線上，食指和無名指位於頭部正中與額角之間內1/3處的膀胱經線上，拇指與小指位於頭部正中與額角之間外1/3處的膽經線上）。

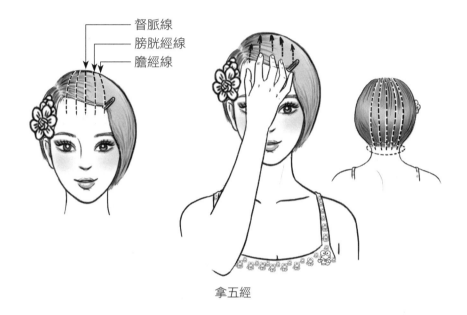

督脈線
膀胱經線
膽經線

拿五經

　　五指指尖立起，用力點按5～10秒，使點按處出現明顯的酸脹感，再揉20秒，這叫做點揉法。然後指尖放鬆，五指垂直向上移動約0.5公分的距離，再次用力點按，如此反復點按，自前髮際一直點按至後頭部顱底計為一次，共點按20～30次。按揉時如遇某個部位的疼痛感較為明顯，可將揉法加到1分鐘，然後重複如上操作。

　　為什麼稱為「拿五經」呢？因為手法是用五指分別點按人頭部中間的督脈，兩旁的膀胱經、膽經，左右相加，共5條經脈。中醫認為，頭為「諸陽之首」，是人體的主宰，人體所有陽經均上達於頭面，所有陽經的經別合入相表裡的陰經之後均到達頭面，並且這些經脈通過頭頂的5條經脈匯於百會穴，起著運行氣血、濡養全身、抗禦外邪、溝通表裡上下的重要作用。此外頭部還有40多個穴位、10多種刺激區，

常刺激能疏通經絡，增強血液循環，改善顱內營養，產生醒腦提神和養腦安神的作用，既可以讓白天精神旺盛，又可以讓晚上睡眠安穩。

瞭解了這個方法，您可能覺得很簡單，並且決定立即施行梳頭計畫。不過，這個方法一定要長期堅持才行，若是三天打魚兩天曬網，再有效的方法也是無用的。

抗衰小秘方

敲打腦部，提神、醒腦的效果也很好。敲打時，可手握空拳從額頭的髮際線處沿著頭部的中線向後敲打，一直到腦後的髮際線，再繞到一側耳尖處，經過太陽穴後回到起點處，繼續向腦後敲打，不過這次要繞到另一側的耳尖處。平時感到頭腦疲勞時，就可以這樣來回敲上十幾次。

養護大腦的三寶：靈芝、桂圓、核桃

生活中，每個人的腦部都有可能出現各種各樣的不適，有時是思慮過度造成的，有時則是外傷等原因引起的。我曾經不止一次見過這樣的人：他們平時總覺得腦子昏昏沉沉，無法集中精力，給生活和工作帶來很多不便。有的人找了幾次醫生，吃了很多補腦的藥，還是收效甚微。除了頭暈外，有的人還伴有鼻炎、牙齦出血、打噴嚏等症狀，這些就像蚧骨之蛆一樣，讓人無法擺脫。

如果年紀輕輕就腦部不適，容易丟三落四，集中不了精力，這樣

的人在步入老年後更容易患老年癡呆等症。其實，很多人腦部不適之所以治不好，是因為沒有用對方法。下面向大家介紹幾種食物，它們對腦部不適有特效。

1.靈芝：「千年人參萬年芝」，靈芝一直是神話故事和民間傳說中能夠起死回生、包治百病的仙草。中醫認為，腦部失常和脾有一定的關係，大家可以選擇黑色的野生靈芝，它們在養腦、補脾上的作用最好。《本草綱目》說：「靈芝味苦，無毒，可補中，增智慧，久食可輕身不老。」

靈芝略有些苦味，用靈芝和清水一起煮著喝，喝後10分鐘便能感覺到有股清氣直達頭部，頓時人就會變得清爽無比。不過，如果買的是品質差的靈芝，功效難以達到頭部，就不具備補腦的作用。

靈芝也可以和杜仲、糯米一起熬粥食用。準備靈芝10克，杜仲15克，糯米100克，冰糖適量。先將靈芝、杜仲加水適量煎煮，去渣取汁，然後以藥汁與糯米同入砂鍋；水適量煮成稀粥，加入冰糖攪勻即可。這款粥具有滋陰補腎、養心安神的作用，對於腎陰虛所致的腰膝酸軟、心悸心煩、失眠多夢、記憶力減退以及神經衰弱等，都有不錯的療效。

靈芝雖然藥效神奇，四季可食，但最好不要給小孩服用。人體的智慧系統自有它成長的規律，給小孩服用靈芝，就是在強行干涉人體某方面的功能，反倒會影響孩子的正常發育，給孩子的身體埋下隱患。另外，靈芝的滋補作用較強，高血壓患者一般不建議服用。

2.桂圓：桂圓其實就是龍眼，有的地方習慣將乾品稱為桂圓，鮮品稱為龍眼，其實二者同屬一物。桂圓味道甘美，是藥食同源之品，味甘、性溫，入心、脾經，能夠補益心脾、養血寧神，調理心、脾受

損造成的疾病。中醫認為思慮過度會勞傷心脾，因此桂圓很適合那些經常加班熬夜，或者擔憂較多、心情不暢的人，尤其是當他們出現失眠、健忘、頭暈、心慌等症狀時，桂圓能在補充氣血的同時起到安神解憂的作用。

桂圓的食用方法很簡單：取龍眼肉25克，冰糖10克。把龍眼肉洗淨，同冰糖放入茶杯中，沖沸水加蓋悶一會兒即可飲用。每日1劑，隨沖隨飲，再吃龍眼肉。需要注意的是，龍眼肉並不是人人都適宜，那些脾胃有痰火、消化不良、噁心嘔吐者忌服；孕婦，尤其妊娠早期，則不宜食用龍眼肉，以防胎動及早產。此外，因龍眼肉的葡萄糖含量較高，糖尿病患者不宜多食。

3.核桃：又名「胡桃」，素有「萬歲子」、「長壽果」、「養人之寶」的美稱，它的補腦功效可說是人人皆知。現在很多家庭都會時常儲備些核桃，孕婦食用能為胎兒補腦，學生食用能健腦益智，老人則可延緩衰老。

中醫有「以形補形」之說，核桃仁從外形上看很像人大腦的溝回，對人的腦部有特別的補益作用。核桃仁有多種吃法，可生吃、水煮、燒菜、糖蘸、煮粥等，也可製成核桃粉、核桃仁蜜餞、核桃仁糕點。不過，需要提醒大家的是，如果想讓核桃仁發揮最佳的補養功效，最好能保持它的原汁原味，少做些加工。

通常情況下，可以直接生吃核桃仁，不喜歡的可以水煮，或者放入大米和小米一起熬粥喝。超市賣的核桃仁，有些為了追求口感，加入了很多其他東西，這對核桃本身的補腦功效有一定影響，不建議將這種核桃作為保健品。

老年癡呆症的自我按摩保健法

老年癡呆已經成為不少老年人的遺憾和兒女心中的傷痛，因為這是一種進行性發展的致死性神經退行性疾病，進程緩慢，老年人會逐漸呈現記憶功能惡化，日常生活能力進行性減退，行為障礙，最終生活不能自理的症狀。

怎樣能有效延緩老年癡呆病程的進展？除了建議在醫生指導下進行藥物治療外，以下介紹一套穴位按摩的輔助治療方法，通過自我按摩能促進腦血循環，預防或緩解老年癡呆。

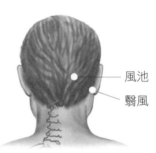

風池
翳風

1.按摩風池穴、翳風穴。風池穴位於後頸部，在顱骨下方，兩條大筋外緣的凹陷中，同耳垂的下緣齊平；翳風穴在耳垂後耳根部的凹陷處。按摩這兩個穴位，可改善基底動脈供血情況。

2.按摩四白穴。四白穴在下眼眶的中點，直下約0.5公分凹陷處，這個穴位氣血充足，刺激它對顱內供血有很好的作用。

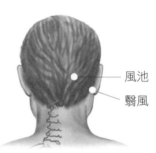

印堂
四白

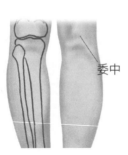

委中

3.按摩印堂穴。印堂穴位於兩眉頭連線中點，該穴有改善腦血循環，活化腦細胞，增強記憶力的作用。

4.刺激委中穴。委中穴位於腿部膕窩的橫

紋中點，屬足太陽膀胱經，其經脈循行可以從頭頂入裡聯絡於腦，因此，刺激委中穴可使頭腦清利，渾身舒爽。

以上四組穴位，早晚各按一次，每次任取一組即可，每次20分鐘左右。若能長期堅持，對預防老年癡呆，保持耳聰目明、思維清晰、反應敏捷都有好處。

失眠易健忘，酸棗仁湯能助眠

辛辛苦苦忙了一週，好不容易盼到週末，這時我們多麼盼望能一覺睡到自然醒。可惜的是，很多人無緣享受這種生活本能，不是輾轉反側難以入眠，就是晚上噩夢連連，有的人即便睡著了也不解乏。失眠的煎熬是痛苦而可怕的，而且連續幾天失眠後，你會發現自己記憶力減退，做事也變得丟三落四。

現代人生活工作壓力大，情緒上的變化會影響身體健康。如果肝血不足，虛熱內擾，血不養心，人很容易出現失眠，同時還伴有頭暈目眩、心悸盜汗、咽乾口燥等症狀。有失眠困擾的人，若同時出現上述症狀，可以用酸棗仁湯來調理。

東漢張仲景所著《金匱要略 血痺虛勞病》篇云：「虛勞虛煩不得眠，酸棗仁湯主之。」歷代中醫在運用中藥治失眠時，十分講究辨症用藥，誕生了很多治療失眠的經典方劑，酸棗仁湯就是治療失眠的代表方劑之一。

張仲景在介紹酸棗仁湯時，提到它所治疾病為「虛勞虛煩不得眠」，說明酸棗仁湯處理的是虛勞所導致的失眠。簡單地說，剛開始覺得有些微失眠的時候，酸棗仁湯很有效。不過一旦失眠症狀在初期

沒有處理好，任由其發展下去所產生的重度失眠，酸棗仁湯用起來效果就不一定好。

雖然名為酸棗仁湯，但它不光有酸棗仁一味藥。具體來說，在製作時需要準備酸棗仁20克、茯苓10克、知母9克、川芎及甘草各6克，水煎後，每日一劑，早晚服用。

酸棗仁又叫棗仁、酸棗核，可以養心益肝安神，治療心肝血虛引起的失眠健忘，多夢易醒；茯苓寧心安神、知母滋陰清熱、川芎調氣疏肝、甘草清熱和中，是中藥治失眠的經典名方。一般酸棗仁治子時病，大約在晚上10點的時候吃，一次的療程大約是兩個禮拜。

需要注意的是，中藥治失眠必須在專業醫生的診斷指導下方可進行，以達到辨症施治、對症用藥、藥到病除的目的。另外，由於失眠多是由精神和心理因素引起，所以在運用酸棗仁湯治療失眠的同時，配合進行適當的心理諮詢和心理治療，才能夠徹底治癒。

 抗衰小秘方

　　為了緩解失眠，也可用「枸杞子蛋花湯」這個食療方。準備枸杞子15克，南棗6枚，雞蛋2枚，將枸杞子和南棗裝入紗布口袋中，放入鍋中加水適量煎煮一個小時。去掉枸杞子和南棗，等湯汁再次沸騰後倒入蛋液，然後用文火煮上半小時即可服用。每天或隔天服用一次，不能與蔥、魚用食。

　　這個食療方有補血益氣、健脾胃、益肝腎的作用，對於神經衰弱引起的心悸、健忘等症有不錯的療效。一般失眠者連吃3次就可見效。

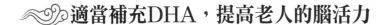 適當補充DHA，提高老人的腦活力

隨著年齡增長，不少老年人的記憶力也變得越來越差，越來越頻繁地忘記近期見過的人或做過的事。這種現象和大腦的DHA不足有一定的關係。成年後，我們的腦細胞數量基本維持在一個固定數量，但在步入中老年後，由於腦細胞的營養不足，破損的腦神經細胞無法及時修補，致使很多健康的腦神經細胞數量降低，老年人就會出現記憶力減退、反應遲鈍、行動遲緩等現象。

DHA是腦神經細胞必需的營養物質，有助於腦神經細胞間聯繫的增加，對預防老年癡呆、延緩大腦萎縮和改善記憶力等有很好的效果。人在中年時期，如果因為不注意身體健康，營養攝入不足，DHA缺乏就會造成「腦過勞」，出現神經衰弱、頭暈、耳鳴等症狀；到了老年時期，大腦細胞本就已經逐漸老化，神經元迅速衰減，如果DHA補充不足，就會讓大腦神經遞質——乙醯膽鹼的含量下降，過早迎來腦衰老，輕則出現記憶力衰退，嚴重者還會患上老年癡呆。很多國家定出的國民營養膳食計畫，為應對中老年腦衰、記憶力減退，都把DHA作為每天必須攝取的營養物質。

其實，我們的身體也會產生少量的DHA，不過數量不足以滿足健康所需。因此，最好能從食物或者一些營養補充劑裡獲得。對中老年人而言，鮭魚、鮪魚和鯖魚等深海高脂肪魚類中含有豐富的DHA；核桃、杏仁、花生、芝麻等乾果類所含的 α-亞麻酸，能夠在人體內轉化成DHA，不過轉換率較低。

相對而言，海狗這種珍奇的哺乳動物在DHA的含量上顯得更為突出。科學檢測發現，在海狗油中提取的DHA含量是核桃、雞蛋、魚

等食物的幾十倍甚至上百倍。而且，海狗生活在靠近北極純淨寒帶海域，潔淨無污染的自然生態環境，讓海狗油成為大自然中DHA極好的來源之一。平時，中老年人在補充DHA時，不妨選用一些從海狗油中提煉製成的產品。

☁️ 金針幫你解憂愁，提高記憶力

一個人的記憶力並不是一成不變的。記憶力減退有生理上的原因，如睡眠不足、缺少運動、用腦過量等，也有心理上的原因，如長期過度焦慮、憂鬱等。提高記憶力不一定要尋找藥物，生活中一些隨處可見的食品，也有助於補腦健智，金針就是其中的佼佼者。

金針有一個很文雅的名字——萱草，它一直是文人雅士情感的寄託，此外，它也有很好的藥用價值，宋代著名文學家蘇軾這樣描寫萱草，「莫道農家無寶玉，遍地黃花是金針。」《本草圖說》也說萱草「安五臟，補心志」。

金針又叫「忘憂草」，顧名思義，它可除煩解鬱、寧心安神。營養研究表明，金針含蛋白質、脂肪、碳水化合物、礦物質及多種維生素等，尤其是胡蘿蔔素含量很高，有健腦、益智，抗衰老的作用。日本醫學家將金針列為8種健腦食品之首，認為其對防止神經衰弱十分有益。日常膳食中經常食用，不僅可治療煩躁失眠，提高記憶力，而且還有良好的營養保健作用。以下介紹兩個金針的養生方：

1.金針合歡湯

準備金針30克，合歡花10克。水煎半小時，加蜂蜜適量，一起煎

2～5分鐘即可。睡前飲用。此湯中金針能除煩安神，合歡花能解鬱安神，二者合用對更年期女人虛煩不安，夜不能寐有很好療效。

2.金針合歡蓮子湯

準備金針30克，合歡花10克，蓮子10克，蜂蜜適量，紅棗10枚。將金針洗淨，與合歡花共入鍋中，水煎去渣取汁；再入蓮子、紅棗燉熟，調入蜂蜜即可。每日1劑，15日為1個療程。金針合歡蓮子湯具有解鬱除煩，安神益智的作用，適用於老年性癡呆的輔助治療。

食用時，不建議選用鮮金針。因為鮮品中含有一種「秋水仙鹼」的物質，它本身雖無毒，但經過腸胃道的吸收，在體內氧化為「二秋水仙鹼」，具有較大的毒性。因此，食用鮮金針前最好用開水焯過，再用清水浸泡2個小時以上，撈出用水洗淨後再進行炒食。

沒事踩踩石子路，延緩腦萎縮速度

有個鄰居告訴我，以前她總睡不好，腿還總疼，有人介紹她到河邊的石子路每天走上半小時，後來，晚上睡覺踏實多了，小腿也變得很舒服。聽過之後，我也去試試。剛落腳的時候，石頭硌得腳生疼，後來堅持走了兩個來回，頭上冒出了密密的汗珠，腳底也開始發熱。走上幾圈後，那舒服的感覺甚至比腳底按摩還好。

其實，如果能堅持「踩石健身」法，對於延緩衰老是很有幫助的。按傳統醫學的說法，人的腳板上有60多個穴位，光著腳板踩石頭，就好比針灸穴位一樣，能有按摩和治病健身的作用。現代醫學也認為，刺激腳底能增加末梢神經敏感度，調節自主神經和內分泌系

統，可讓頭腦感到輕快，增強記憶力，保持思考的敏捷性，且刺激腳底除了會反射性地引起局部動脈和靜脈擴張外，還可對中樞神經系統產生良性溫和的刺激，促使大腦皮層進入抑制狀態，使人的睡眠更香甜。另外，刺激腳底還可使腳底的表層淺靜脈擴張，增強血液循環，從而排掉在局部積累的代謝物。

　　和其他的養生方式一樣，踩石子路也不是百無禁忌的。對年老體衰的老人而言，最好能穿上軟底防滑的布鞋或者厚襪子，以免刺激過度，且一般情況下每次以不超過15分鐘為宜；同時，如果有腳痛扭傷、骨性關節炎、風濕受寒、慢性病惡化等，應暫時停踩為妥。

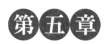

第五章

給自己制定一個抗衰時間表

我們通常認為，人體的各個器官會在我們進入老年期後才開始衰老。實際上，這些器官的衰老時間比預想中要早，在我們步入老年之前，大部分器官已開始衰老。所以，為了延緩衰老，就要在衰老來臨之前為自己制定一個抗衰時間表。

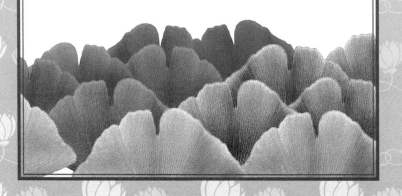

過了25歲，誰都要重視骨骼健康

　　隨著年齡的增長，我們身體骨骼的韌性和彈性逐漸減弱，骨頭變得越來越脆弱，所以，經常會聽到上了年紀的人說自己是「一把老骨頭」。其實，只要肯用心，骨骼衰老的速度是可以放慢的。儘早關注骨骼健康，是延緩衰老、維持身體健康的關鍵所在。

　　骨骼什麼時候就停止生長了呢？根據《黃帝內經》的論述，女子21歲、男子24歲時，腎氣平均，筋骨達到最佳生長狀態。舉個簡單的例子，大家都知道運動員的平均年齡通常較小，如果超過25歲，可能就要被人稱「老」了。一是因為已經積累大量的實戰經驗，二是因為身體機能已經不像「年輕」時那樣優秀，骨骼進入相對穩定的狀態，在運動上可能很難再攀高峰。

　　對普通人而言，最好不要等到骨骼出現問題，才開始重視骨骼的抗衰老。從25歲開始養骨是較為合適的，因為此時骨骼的發育完全成熟，韌性十足，此時養骨就好比在堅實的地基上蓋房，房子的安全係數更高。如果本身歲數已經超過25歲，那就更應隨時關注自己的骨健康。

　　談到健骨，大部分人都會想到「補鈣」。老人、孕婦和處於更年期的人是補鈣的主要族群，通常人們認為吃些鈣片或者含鈣的食物，就能達到補鈣的效果，的確，這種做法能夠在一定程度上補充鈣量，改變骨質，但這並不能預防骨折。若想遠離骨骼的傷害，除了透過食物攝取足夠的鈣，還必須接受骨骼鍛煉。

　　我們的骨頭有一個特點——用則生，不用則退。簡單而言，就是經常動動骨頭會變好，而長時間不用它就會逐漸衰退。那麼，如何鍛煉我們的骨骼呢？方法很簡單，一是運動，二是勞動。

現代人的生活水準跟以前相比，優越很多。出門有汽車，上樓有電梯，需要我們手拎肩扛的體力勞動也變得越來越少。體力勞動有什麼好處呢？它可以在無形中強壯肌肉，連帶讓身體的各個關節也得到鍛煉，延緩骨骼的退化速度。在缺乏勞動時，我們可選擇運動來保護骨骼。

如何運動呢？運動最重要是有心，時時記得，隨時進行，很多人辦了健身房的會員卡，可惜只是三分鐘熱度，用了幾次便丟在一邊。與其這樣，倒不如時時進行一些小運動，長時間積累也是一筆不小的健康財富。

而要如何判斷自己的骨骼關節是正常的還是退化的呢？只需要做個簡單的動作就能知道答案。雙手向前平舉，手背相對，手心朝外，一隻手從上面繞到另一隻手前，使得兩手相對，之後雙手交叉從下方經過胸部上翻並伸直。兩隻手各做一遍。

如果你不管是左手還是右手都能輕鬆地向前伸直，說明你的關節能力還可以。如果伸不直，甚至連彎曲時都疼痛難忍，表示你的骨骼關節已經退化，骨骼功能、關節功能、韌帶品質等都在走下坡，這時就要加入鍛煉骨骼的隊伍了。

總之，骨骼退化雖然是我們無法避免的一個正常現象，但透過有效的骨骼鍛煉可遏制其功能退化的速度。青壯年時期，應儘量參加各種運動，到了老年，最好的鍛煉是每天走路。

腿腳不便，補補腎精

聽到不少老年人這樣感慨：辛苦了大半輩子，本想在退休後好好

休息，可是剛有空閒時間，身子骨卻開始鬧毛病。對於那些腿腳不便的老人而言，別說出去旅遊，就是在公園裡散散步都成為奢望。

也有的老人總是感覺身體難受，不但腿腳不像以往那麼利索，就連胸悶、心悸等症狀也找上門來，但到醫院檢查又查不出什麼大問題。我很理解這些老人的苦衷，可問題究竟出在哪裡呢？

道理倒也簡單，這是他們腎氣不足造成的。根據中醫的說法，隨著年齡的增長，老年人體內的氣血往往開始不夠用，這就好比汽車裡的油少了，雖然憑著殘餘的動力勉強可以應付日常所需，但是想要加大油門跑動起來是不可能的。這也是人老之後常感覺到有心無力的原因所在。

中醫有「腎主骨」的說法，腎藏精，精生髓，髓養骨。腎中的精氣充盛，則骨髓充盈，骨骼充實健壯；腎精不足，骨髓空虛，則會引起骨骼發育不良。小兒骨軟，老人骨質疏鬆、容易骨折的現象，用中醫的話來解釋，就是腎精不足，骨髓化生不足，骨失所養的表現。所以，養骨的同時要養腎，適當調補腎臟，對於預防這些情況的出現是很有必要的。

中老年人要能調和氣血，疏通筋骨，可以試試爬行法。以下介紹兩種爬行方法：

1.雙手雙腳著地，眼睛看著前方，匍匐向前爬行；也可以跪在地上，雙手或雙肘按地，向前爬行。

2.左手與右手、左腳與右腳輪流交叉伏地而行。也就是說，手腳著地，但是身體是懸空的，先左手、右手向前，左腳、右腳隨後跟上。

剛開始練習的時候，速度可以慢一些，但經過一段時間的練習

後，速度可以加快。持續時間由距離決定，少則2～3分鐘，多至30分鐘。練習的場地可以選在地板上，在超市買些地墊鋪在地板上，防止損傷，如果還是感覺不舒服，可以戴上手套、護膝。

為什麼上了年紀的老人容易腰背酸痛，骨脆骨折呢？這都是受了骨質的影響。骨質分骨密質和骨鬆質兩種，骨密質緻密、抗壓、抗扭曲力強，分佈於長骨骨幹和其他類型骨的表層，骨鬆質的外表佈滿海綿狀的小孔，分佈於骨的內部和長骨兩端。由於骨質含有大量鈣鹽，同時骨質內還有骨膠原等有機物，使得骨既具有堅硬性，又具有一定的韌性和彈性。

在骨質方面最常見的疾病就是骨質疏鬆症，簡單地說，就是骨頭疏鬆易碎，這是一種全身性疾病，會隨著年齡增大而緩慢發生。治療骨質疏鬆重在養腎，腎精充盈了，骨髓就能得到補充。這裡為大家介紹一款養骨的食療方——**牛骨桑葚湯**。

準備桑葚25克，牛骨500克，黃酒、白糖、生薑、蔥適量。將桑葚洗淨，加黃酒、白糖少許蒸製；另將牛骨置鍋中，水煮開鍋後去浮沫，加入薑、蔥再煮。見牛骨發白時，加入已蒸製的桑葚。開鍋後去浮沫，調味後即可飲用。

熬湯時，要把骨頭砸碎，使骨中的骨膠原髓液溶解於湯中。除了牛骨湯外，骨質疏鬆患者還可多吃一些堅果，如核桃仁、花生仁、腰果等，這些果子都是植物的精華，有很強的補腎作用。

最後需要指出的是，牛骨桑葚湯只是一種食療方，並不能全方位解決問題，骨質疏鬆不是任何一種藥物或方法單獨使用就能達到明顯療效，它需要根據患者的具體情況綜合用藥，並結合飲食調補、運動等進行全面的治療，才能收到效果。

女人的乳房，從35歲就開始衰老

乳房是女人身體老化得最快的部位之一，英國有位研究專家指出，女性乳房的衰老從35歲開始，此時乳房的豐滿度下降，開始下垂。這點從中醫上也講得通，《黃帝內經》認為女人「五七，陽明脈衰，面始焦，髮始墮。」「五七」也就是女人35歲的時候，此時陽明脈胃經開始衰退，胃經正好經過人的乳房，在這個部位的穴位有乳根和乳中穴。因此，當胃經逐漸衰落的時候，女人的乳房相應地就會出現衰老徵象。

具體來說，哪些現象說明女人的乳房衰老了呢？

1.乳房變小。

2.乳房不夠豐滿。

3.乳房開始下垂。

4.乳暈開始收縮。

5.出現乳腺增生症狀。

6.乳頭變大。

7.平時不喜歡吃豆類、蔬菜、水果，及肉皮、豬蹄等富含脂肪的食物。

8.生理期之前或生理期時，感覺乳房脹痛難忍。

9.不穿內衣就會覺得不舒服。

10.撫摸腋下靠近乳房處，感覺過於鬆軟或者有硬硬的感覺。

以上10項內容越多符合，說明乳房衰老的情況越嚴重。對女人而言，乳房是最顯著的第二性徵，凹凸有致的身材不僅給女人增添很多自信，也是健康的象徵。

哺乳期過長，對乳房不利

古人講「乳為血化美如貽」，母親的乳汁甘甜可口最具營養，是母體的氣血生化而成。有母乳餵養經歷的女性通常會有這樣的體會，在餵完奶後，會有心都被掏空了的感覺，這是因為乳為血化，而血又靠胃消化吸收食物而來，所以隨著吃飯睡眠，乳汁會不斷增加。

母乳餵養既有利於寶寶的健康成長，又可減少女性患乳腺疾病的機率，不過話雖如此，女性哺乳的時間不宜過長，否則會影響寶寶的健康和母親乳房的發育，因為女人在生產後，百脈空虛，身體處於氣血不足的狀況。坐月子期間透過合理的飲食及時補充營養，能夠幫女人恢復元氣，生化乳汁，但哺乳本身是件耗血耗氣的事，如果哺乳時間過長，必然會令女人產後血虛的情況不利恢復。而胸部可謂是女人儲存氣血的倉庫，如果氣血虧虛，乳房肯定也就失去了飽滿感，而變得乾癟、下垂。

對寶寶而言，在半歲的時候，母乳就已經不能滿足其生長發育的需求，而應該酌量添加輔食。所以，哺乳時間過長對母親、對寶寶都是不利的。那麼，哺乳期多長時間為好呢？一般來說，母乳餵養可持續4～6個月，在孩子6個月到一周歲時，可在哺乳的同時添加輔食，等孩子一周歲就基本可以停奶了。已經斷奶或者處在哺乳期的女人，可以在平時多吃些補血調理食物，幫助乳房抗衰老。小米紅糖粥、雞湯、花生豬蹄湯等，都是不錯的補血食療方。

產後是女人呵護乳房的關鍵時期，產後2～3天內，在催乳素的作用下，乳腺小葉分泌活動增加，交替分泌乳汁，乳房迅速脹大而堅實。隨著規律哺乳，乳房會規律地充盈、排空，再充盈、再排空。女人產後乳汁容易瘀積，造成乳腺小結，甚至急性乳腺炎。在每次哺乳

前，最好能揉一揉或熱敷一下乳房，有助於疏通乳汁通路；哺乳時讓嬰兒多吸不適的乳房，可以促進乳房疾病的好轉。

乳房保健操，讓您遠離乳腺增生的困擾

長久以來，乳房都被當做女人的第二性徵和女性美的代表，人們往往只關注它的大小形狀是否美觀。為了追求視覺上的美，有些女性習慣穿戴具有裝飾效果的胸衣，結果可能使胸形看起來好看，但乳腺增生也出來了。

在治療乳腺增生前，有的專家會讓患者換掉帶有鋼托的胸罩，有些症狀較輕的人在去掉鋼托後，雖然沒有經過藥物治療，但幾個月後乳腺增生就會出現明顯好轉。其實，現在年輕女性乳腺增生大部分是胸罩惹的禍，東方人和西方人的乳房形狀不同，東方人的乳房距離較大，而西方人兩乳間的距離小，但現在市場上販售的胸罩為了美觀，模仿西方人也將罩杯間的距離做得很窄。很多女性在穿胸罩時，常需要彎著腰含著胸拼命將兩個乳房往中間擠，可是乳房是和胸部肌肉組織連在一起的，當人站起來或做四肢活動時，乳房又會回到原來的位置。如果穿上帶著鋼托的胸罩，四周的鋼圈就會緊緊地壓在乳腺上，同時也會因壓迫淋巴管而阻止了淋巴液回流，令組織代謝的廢物無法及時排出。從中醫來看，鋼托剛好壓在乳房外側肝經通過的地方。因此，女人想要呵護乳房，首先要選擇適合自己的胸罩。

如果出現乳腺增生，可以自我按摩加以調理：

1.推撫法：取坐位或側臥位，充分暴露胸部。先在乳房上撒些痱子粉或塗上少許乳液，然後雙手全掌由乳房四周沿乳腺管輕輕向乳頭方向推撫50～100次。

2.**揉壓法**：以手掌上的小魚際或大魚際著力於患部，在紅腫脹痛處施以輕揉手法，有硬塊的地方反復揉壓數次，直至腫塊柔軟為止。

3.**揉、捏、拿法**：以右手五指著力，抓起患側乳房部，施以揉捏手法，一抓一鬆，反復10～15次。左手輕輕將乳頭揪動數次，以擴張乳頭部的輸乳管。

4.**振盪法**：以右手小魚際部著力，從乳房腫結處沿乳根向乳頭方向做高速振盪推桿，反復3～5次。局部出現微熱感時，效果更佳。

按摩時為了保持身體平衡，左右兩邊都需要按摩。而除了按摩之外，還要注意改變生活中一些環境行為因素，從根本上防止乳腺增生，如調整生活節奏，減輕各種壓力，改善心理狀態；養成低脂飲食、不吸煙、不喝酒、多運動等良好的生活習慣；防止乳房外傷，等等。

一碗蝦仁歸芪粥，調補氣血來豐胸

現在不管是從電視上、報紙上、雜誌上，目之所及，耳之所聞，鋪天蓋地的廣告都在訴求豐胸，說明女人對胸部的重視。的確，過小的乳房不僅影響女性魅力，還潛藏著健康隱患。

因為胸部能體現出一個人的氣血盈虧，如果氣血不足，不能上達胸部，子宮和卵巢分泌的荷爾蒙不足，再加之經絡受阻，胸部缺乏氣血，就會變得鬆弛、下垂，甚至乾癟。總的來說，女人的胸部豐滿，說明她體內的氣血足，反之就是氣血虧虛。既然氣血是影響女人胸部大小的真正因素，那我們就可通過調補氣血的方式來達到豐滿乳房的目的。

以下就為大家介紹一種食療補氣血的蝦仁歸芪粥：準備蝦仁10

克，當歸15克，黃芪30克，桔梗6克，粳米50克。先將當歸、黃芪、桔梗布包後煎煮20分鐘，再往鍋中放入蝦仁、粳米熬製成粥即可。當正餐吃，每日吃一次即可。

這道藥膳粥具有調補氣血、健胸豐乳的功效，尤其適合那些因氣血虛弱所致的乳房乾癟者食用。其中的當歸具有補血活血、調經止痛、潤腸通便之功效，所以當歸歷來為婦科調經、胎前產後之要藥；黃芪性溫，是補氣藥中最常見的一種，被稱為「補藥之長」。二者結合可補氣活血，養血升陽。蝦仁和粳米又可調補陰陽，養胃益氣，養好脾胃。整個藥膳以桔梗為使，升提肺氣，引藥力聚於胸。所以，諸多食材、藥材的共同作用，讓這款豐胸湯能夠恰如其分地發揮作用。

過了35歲，很多女人也面臨著乳房下垂的困擾，這裡介紹一個豐胸的小動作：深吸一大口氣聚合於丹田（關元穴），雙手從背後合十，雙手的小魚際（手掌外側）緊貼督脈（脊椎骨），雙臂如蝴蝶般向外慢慢展開，想像丹田中有一股清氣正冉冉到達胸部，指尖沿頸椎方向向上延伸，頭緩緩向後仰，儘量使頭部與指尖接觸，同時想像氣流在胸部擴充，胸部頓時增大，然後吐氣收功。重複3次以上。

中醫常說「有形於內，必形於外」，體內氣血充足，乳房自然也就會變得豐滿起來。這時的美麗不僅給人帶來視覺上的愉悅，更是健康的體現。

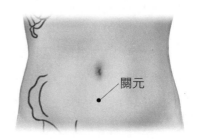

關元

男人40歲，女人35歲──養腎的關鍵時期

在人的腰椎兩側各有一個腎，看得見、摸得著這是現代解剖學裡所說的腎，平時我們提到的腎炎、腎小球、腎衰竭與這兩個腎有關。不過，這裡我要探討的腎，指的是中醫概念裡的腎，它不僅包括被稱為「腰子」的腎臟器官，還包括被稱為人先天之本的生命系統。

恐怕很多人對腎還缺乏瞭解，不過若說到「腎虛」，就沒有人不知道。中國人似乎有很深的補腎情結，不管是男人還是女人，都很關注腎虛的問題。的確，腎就好像是身體的米缸，如果米缸裡沒有足夠的糧食，身體這個大家庭就會出現不和睦的現象，比如生活中有的人會有精神萎靡、頭昏耳鳴、腰膝酸軟等問題。因此，人在抗衰老的時候，一定要重視對腎的養護。

什麼時候補腎效果最好呢？首先需要根據人體腎氣的變化規律來決定。《黃帝內經》中提到，男女的生命週期是不一樣的，男人從8歲開始，每8年一個生命週期，女人則從7歲開始，每7年為一個生命週期。之所以這樣劃分，依據的是腎氣的盛衰和天癸的到來，不管男女都要按照這個規律長大、成熟、衰老。

當女人在35歲（五七）之後，男人在40歲（五八）之後，腎氣就會由盛轉衰。《黃帝內經》說女人「五七，陽明脈衰，面始枯，髮始墮」，也就是說，女人步入35歲，手陽明大腸經和足陽明胃經開始衰弱，臉色發黃，也會出現脫髮的情況。等「五八」40歲的時候，男人一般就會開始掉頭髮，咬不了多少硬東西了，即《黃帝內經》中男人「五八，腎氣衰，髮墮落，齒槁」的說法。頭髮和牙齒都依靠腎氣的滋養，所以二者的變化也反映腎氣的盛衰。

女人在35歲、男人在40歲以後，腎氣開始虛弱，因此從補腎的角度來說，女人應該從35歲起開始補腎，男人則應從40歲起開始補腎。值得注意的是，這年齡指的是虛歲，需要在周歲上加一歲才是正確的補腎年齡。

對於腎臟的調養，中醫裡永遠只存在補，從沒有瀉的說法。不能給腎臟撤火，更不能滅火，只有不斷地、適度地添加「燃料」，才能讓腎火燒得長久而旺盛。

現代人生活及精神壓力大，腎虛成了許多人常見的病症，以下為大家介紹幾種常見的補腎中成藥，最好能在醫生的指導下使用，以便達到藥的合理效果。

1.金匱腎氣丸：又名桂附地黃丸、八味地黃丸。此方源於漢代張仲景所著的《金匱要略》一書。它由炮附子、熟地黃、山茱萸、澤瀉、肉桂、牡丹皮、山藥、茯苓八味藥組成，能夠溫補腎陽，長期以來主要用於治療因腎陽不足所致的咳嗽、哮喘、陽痿、早洩、慢性腎炎等疾病。

中醫認為，腎為水火之臟，有腎陰和腎陽兩方面，凡有腎虛症狀，必然會引起陰陽兩虛的病理變化，有可能偏陽虛也有可能偏陰虛。金匱腎氣丸主要是為腎陰陽兩虛、偏腎陽虛者而設。值得注意的是，金匱腎氣丸雖是補腎陽的代表方，但沒有症狀的人最好不要長期服用；身體虛弱的腎陽不足者，可在諮詢醫生後服用。另外，腎虛若以陰虛為主，尤其是兼有內熱的人不宜服用此藥，以免引起口乾煩熱、牙痛等上火症狀。

2.右歸丸：右歸丸出於《景嶽全書》，藥方如下：熟地黃240克，山茱萸90克，山藥、枸杞子、杜仲、菟絲子、鹿角膠各120克，制附子

60～80克。研末為丸，每服3～6克，亦可適當調整用量，水煎服，分2次服。

右歸丸是補陽名方。中醫看來，人的左腎屬水主陰，右腎屬火主陽，所以「右歸」的意思就是「溫陽補腎，使元陽得歸其原」，凡是腎陽不足，久病滯後出現少氣無力、神疲倦怠、畏寒肢冷、陽痿、滑精、腰膝酸軟等症者均可服用。因為這個藥方是補陽方中溫補腎陽、填精作用較強的一種，所以建議選用時最好請中醫診斷一下，以舌淡、脈沉細為特點，確屬腎陽不足者方為對症。

3.六味地黃丸：六味地黃丸出自《小兒藥症直訣》，是滋補腎陰的基本方。六味地黃丸之所以滋補腎陰，不僅因為它能養陰、澀精，還因為其中的幾味藥能夠照顧補充到脾、肺、心、肝之精。

六味地黃丸是宋代兒科醫生錢仲陽研製的，他在其著作《小兒藥症直訣》中，將漢代醫學家張仲景的腎氣丸稍作修改，使原來的八味藥變成六味藥，專門治療小孩發育不良。腎是我們的先天之本，過去有的小孩一出生就先天不足，成長發育得不好，錢仲陽專門用這一藥方治療小孩因腎氣不足出現的問題。值得注意的是，小孩的陽氣一般都比較充足，如果長不高，不是他們的陽氣出了問題，而是因為陰津不足。而這就涉及腎虛的兩個方面：腎陽虛和腎陰虛。六味地黃丸專門針對腎陰虛的人，如果腎陽虛的人吃了，不但達不到補腎的效果，反而會有反作用。

有的人自覺腎虛，還沒清楚自己屬於何種腎虛，就先補了兩個月的六味地黃丸，結果情況更糟糕。如果你有腰痛的感覺，並且痛的時候腰裡面也發涼，這其實是腎陽虛的典型表現。這時候如果吃六味地黃丸，無疑是給病體雪上加霜。

4.**大補陰丸**：大補陰丸是滋陰降火併用的方劑，如果只是滋陰而不降火，那麼陰就會繼續消耗下去，所以在治療陰虛時，還要把旺盛的火平抑下去。方劑中的黃柏和知母都能瀉火，清虛熱，熟地和龜板則能補充腎陰，為了補充已經空虛的「髓」，藥方中還特意加了豬脊髓。大補陰丸比六味地黃丸多了清虛熱的力量，比知柏地黃丸多了滋補的力量。值得注意的是，大補陰丸為滋陰降火的常用方，所以脾胃虛弱、食少便溏以及火熱屬於實症的人不宜服用。

藥食兩用的補腎果：桑葚

酸酸甜甜的桑葚是很多人喜歡的一種水果，其實，桑葚對腎也大有裨益。桑葚歸肝腎兩經，具有滋陰、補血、生津、潤腸的作用。人常說「歲月不饒人」，當人到了一定年齡，腎氣就不像年輕時那麼充足，這時候可能會出現鬚髮早白、失眠多忘、耳鳴目暗等病。桑葚因為能補益肝腎，很適合作為中老年人日常保健食品。

以下介紹一個桑葚的食療方——**桑葚膏**。到市場買當令的桑葚1公斤，先仔細將桑葚清洗乾淨，並瀝乾裡面的水分，然後進行煎煮。第一次煎煮後，將水倒出備用，並繼續向鍋裡加水煎煮。如此反復3次後，將所有的桑葚水混合在一起，放在爐子上小火慢慢熬，等到水變得濃稠時，加入適量蜂蜜，大概300克就行，繼續熬，直到成為膏狀。桑葚膏製成後，放入冰箱，可長時間保存。每次食用時，舀上一勺加上溫水沖服就行。桑葚性寒，所以每天的用量不要超過30克；另外，脾胃虛寒，容易大便溏的人不宜服用。

沒有應季桑葚時，也可以在藥店裡購買。不過，從藥店買回的桑葚不能生吃，可將20克桑葚加入適量的水，等煎煮成一杯時就可飲

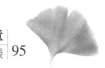

用。每天喝點酸酸甜甜的桑葚水，給肝腎補充營養，身體就不容易生病了。

需提醒大家的是，桑葚膏只是日常保健品，它對於一些疾病具有一定的保健作用，但並不代表能夠治病。有的人在養生保健上過於急切，不管吃藥還是日常保健，都想追求「立竿見影」，須知「冰凍三尺非一日之寒」，如果服用之物的能量過大，反倒會破壞身體平衡。讓身心慢慢趨於平衡，才是化解寒冰的重要途徑。

嚼食枸杞子，補肝益腎延衰老

自古以來，枸杞就是肝腎同補的良藥，是滋補強身的佳品，有延緩衰老的功效，所以又名「卻老子」。生活中，不少人喜歡用枸杞泡酒喝，這也算是一種養生法，還有人喜歡用枸杞泡水當茶飲，或者在水中放入其他藥物混合食用，其實相比這些，服用枸杞有個特別簡單的方法，那就是「嚼」。

為什麼枸杞要嚼著吃呢？我們都知道，咀嚼的過程中嘴裡會產生唾液，中醫認為，唾液是津液所化，古人給予「金津玉液」、「玉泉」、「甘露」等美稱。《紅爐點雪》中說，津液如果到了腎，具有生精的作用。當我們咀嚼枸杞，除了枸杞本身的功用之外，唾液還能將枸杞的精華引到腎裡，這樣就能更好地補腎生精了。

嚼食枸杞，一般每天2～3次，每次10克即可。枸杞算是比較好吃的中藥，味道甘美，咀嚼時要慢慢嚼，儘量享受這個過程，不要像豬八戒吃人參果似的，還未嘗出味道，就囫圇地吞了下去。另外，咀嚼的時間一長，還會產生更多的津液，更有利於人體吸收。

選購枸杞時，儘量挑橘紅色的枸杞，這種比較正宗，鮮紅的枸杞

雖然比較漂亮，但如果經過人工染色，不僅對人體沒有補腎益精的效果，常吃還會危害健康。枸杞一次不要買太多，如果長時間放置，顏色會發黑，藥效會喪失很多。

花不花，四十八──眼睛的抗衰規劃

俗話說：「花不花，四十八。」這可是人們從長期的生活實踐中總結出來的結論，意思是說，人在48歲左右（有的人提前幾年或推後幾年）眼睛就開始發花，往往感到自己的視力差，在看書或者其他近處東西時覺得有些模糊，尤其是晚上燈光暗淡的時候，更覺得字跡模糊。如果將書放到遠處，或者自己稍微瞇著點眼就會清楚些。

其實關於「老花眼」的介紹，早在《黃帝內經》中就有相關論述：「50歲，肝氣始衰，肝葉始薄，膽汁始滅，目始不明。」這和俗語中的年齡是如此相近。為了避免眼睛衰老，遠離老花眼，大家在48歲左右就要開始進行眼睛的抗衰老計畫。怎麼做呢？以下提供幾個方法：

1.按摩養老穴：預防眼睛衰老，避免老花眼之苦，其實只要每天在手掌的養老穴進行適當刺激就可以，而且還可抑制老年性白內障。養老穴，顧名思義就是專門針對老年人養老用的穴位。養老穴是手太陽小腸經的穴位，中醫認為小腸經的經氣在養老穴化為純陽之氣，因此適當刺激對老花眼、失眠健忘、消化不良、肘臂酸痛等因氣血不足引起的病症，都有不錯的功效。

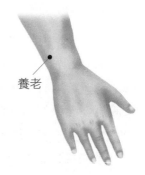

養老

伸開上肢，掌心朝下，這時大家會發現手腕的小指指側處有一塊凸起的骨頭，另一隻手的食指從下方繞過來點在這塊骨頭上，把手轉過來向上，食指就會跑到一條縫裡，這個骨頭旁邊的縫就是養老穴。按摩時，可用食指的指尖垂直按揉，力度以穴位處有酸脹感為宜，每次左右兩穴位各揉按2～3分鐘，每天早、中、晚各揉按一次。

2.鍛煉眼內肌肉：老花眼是如何形成的呢？現代醫學認為，隨著年齡增長，人的眼球晶狀體逐漸硬化、增厚，且眼部肌肉的調節能力也隨之減退，導致變焦能力降低。從這個角度來看，鍛煉眼部肌肉是預防和緩解老花眼的重要方法。

具體做法是：將手臂伸直放到身體前方，伸出食指，雙眼盯住食指上的某一個點，然後手臂帶動食指由遠及近、由近至遠地運動，不斷循環。需要注意的是，眼睛盯住的那一點要保證是清晰的，鍛煉時沒有具體的時間和次數限制，可根據自己的眼睛舒適情況進行。

3.蒸氣熏浴雙眼：每天用熱水、熱毛巾或蒸氣來熏浴雙眼，每次持續15分鐘左右，眼睛會變得很舒適。另外，也可以在水裡加些中藥，將菊花、桑葉、竹葉之類的中藥煎水，趁熱用蒸氣熏眼，等水溫降低後，再用藥水洗浴雙眼。這樣有清熱、消炎、明目的功效。

除了上面三種保健方法外，大家平時也要注意保護雙眼，比如不要久處強烈的陽光或燈光下，更不要在強光下讀書看報。夏日出遊時，最好戴上合適的太陽眼鏡。只有不放過生活中護眼的小細節，雙眼的抗衰老計畫才能有好結果。

50歲是前列腺的一個坎

前列腺是男性朋友獨有的一個器官，但前列腺到底是什麼呢？前列腺能夠分泌一種白色液體，稱為前列腺液，它能保護精子和尿道。這種前列腺液有消滅細菌的作用，含有豐富的鈣、鋅等微量元素，能為精子補充能量與物質，讓精子變得更有活力。

隨著年齡增長，男人的前列腺多多少少都會出現些症狀。前列腺正好位於膀胱「出口」的下面，像一個執勤的士兵一樣守衛著膀胱。正常情況下，前列腺大小如一個尖頭朝下的板栗一樣，如果增生肥大，就會變成雞蛋大小，繼續膨脹時還會長成鴨蛋、鵝蛋狀，甚至更大。當前列腺增生到一定程度時就會壓迫到膀胱，所以男人才會頻繁去廁所，而因為前列腺還包裹著一段尿道，小便時尿道受到壓迫就會出現排尿困難的現象。

不過大家也不必過於擔心，並不是每個人都會發展到這麼嚴重的程度。雖然有些人在體檢中發現前列腺增生的情況，但只要排尿順暢，沒有不適感，就屬於良性增生，這就好比人年紀大了要長皺紋一樣。

有的年輕人也會出現尿頻尿急的現象，這多半是前列腺炎的徵兆，如果過了50歲，就應該考慮前列腺增生的可能。50歲以上的男人得前列腺炎的可能性很低，反而是前列腺增生和肥大成了新的困擾。也就是說，當各位男性朋友出現尿頻、尿急等現象時，可根據自己的年齡段大致判斷是屬於「炎症」還是「增生」。

應酬過後，關照一下前列腺

我認識一位酒店經理，30多歲，平時總是西裝革履、儀表堂堂，

從外表上看絕對是成功人士的典範，但是在這看似完美的人生背後，卻是龐大的工作壓力及身心負荷。因為酒店經常會來一些比較重要的客人，他總是需要陪酒，久而久之被前列腺炎纏上了，會患上此病跟他所承受的巨大壓力脫不了關係。

中醫講「思傷脾」，人憂慮的事情多了，就會影響到脾胃。很多人工作時需要處理各種事務和人際關係，回到家還得操心老婆孩子，再堅強的男人也會有喘不過氣的時候。肝氣不舒暢，人的情緒就不好，這時若是再喝上兩杯，肝經濕熱加重，人的情緒就變得更不好了。肝脾功能不正常，身體會出現很多症狀，其中一種叫做濕熱下注。若是女性，會出現一些婦科炎症；若是男性，則會出現前列腺炎。

有一句流行話：「40歲之前拿命換錢，40歲之後拿錢換命。」最慘的是，40歲後不一定有那麼多換命的錢。因此，我常常告訴身邊一些年輕人，要善待自己的身體，別將自己逼得太緊，學會淡定。如果連健康都保障不了，用健康換得的東西又有何價值？平時喝酒應酬，意思一下喝上一點就可以，如果喝酒太狂，一杯接著一杯，就算是仙丹也治不好失去的健康。

前列腺和肛門離得很近，練習提肛對前列腺很有好處。每天不管是在家裡還是在辦公室，都可以不動聲色地鍛煉。提肛的感覺很好找，想像一下，自己想要去大便，但是附近沒有廁所，你只好忍著，這就是提肛的狀態。具體鍛煉時，全身放鬆，臀部和大腿收緊，吸氣時提收肛門，呼氣時全身放鬆，一提一鬆算一下，每次進行10～30下即可。

留心前列腺發炎時的跡象

人們常說「無知者無畏」，意思是說，當你對一件事情不瞭解

就不會感到害怕；實際上，對疾病而言，這句話要改成「無知者才畏」，正是因為對某種疾病知之甚少，當身體有一點症狀時，人們就會越發恐慌。很多男人正是因為對前列腺炎缺乏瞭解，才會在身體出現一點類似症狀時變得擔心和恐慌，有些人甚至還得了抑鬱症。所以，我們有必要好好認識前列腺炎，這樣才能更好地預防和保健。

翻開國醫大師張琪教授的醫案，我發現他在談慢性前列腺炎的時候，說過這樣一段話：尿道澀痛不適，每次排尿後有少許膿性分泌物流出，小腹部會陰部以及睪丸精索冷痛墜脹不適，偶爾伴有抽搐、痙攣現象；腰膝酸軟，倦怠乏力，頭暈耳鳴，性欲減退，夜寐多夢，夢遺早洩，畏寒肢冷，得溫則諸症有所減輕，舌苔白，脈沉而無力等。

將張老的這段話總結一下，前列腺炎有以下幾個明顯症狀：

1.小便時尿道疼痛：急性前列腺炎患者，在炎症的刺激下，可能會出現尿頻、尿急、尿不盡等症狀。如果發展成慢性前列腺炎，患者在小便時常會感覺到陰莖疼痛，有時排完尿還會有少量膿性分泌物排出，或者之後在內褲上發現白色分泌物。

2.下腹部疼痛：患者前列腺部位很容易疼痛，或者是小便時的疼痛，或者是獨立的疼痛，比如小腹墜脹疼痛、會陰部疼痛、睪丸疼痛等。疼痛的部位大致在下腹部，當疼痛發生時，人常常會坐立難安。

3.神經衰弱症狀：患者還伴有頭暈、乏力、多夢、失眠等症狀。

4.性欲減退，伴隨著遺精和早洩：男人患慢性前列腺炎之後，會出現性欲減退、早洩等症狀，並且會影響精液的品質。

5.怕冷，暖和時症狀可緩解：因為腎陽虧虛，表現在外就是特別怕冷；如果身體感覺到溫暖，不適的症狀就會減輕。

抗衰小秘方

　　前列腺中有一種叫做鋅的物質，隨著年齡的增長，鋅的減少會影響到前列腺，而南瓜子中正好含有豐富的鋅，很容易被人體吸收。沒事吃點生南瓜子，對男性的前列腺有很好的保養作用，尤其是能改變尿頻症狀，就算是前列腺沒有問題，也可以將南瓜子當成日常的保養品。

前列腺增生就來點蔥白、豆豉

　　有句老話說：「人老腎氣衰，屙尿打濕鞋。」很多老年人出現小便無力，晚上頻繁起夜時，常在心裡感慨：「人老了，不中用了。」千萬不要覺得這是人體機能退化的表現，更不要覺得無所謂，一旦出現就應該去醫院檢查一下前列腺。

　　奧斯卡獲獎電影《衝擊效應》裡有這樣一幕：深夜，白人員警的父親在馬桶上怎麼也尿不出來，痛苦又無奈，老人在馬桶上悲傷地哭了起來。看起來很囂張的兒子，此時很無助地摟著父親，表情痛苦。在電影的前半部分，這個員警是十分令人討厭的，但是看到他與父親的故事後，不禁讓人對他們父子產生了憐憫之心。

　　正如他的父親那樣，男人上了年紀之後，因為前列腺增生等症，常會出現小便不利的問題。排尿不暢可能只是早期的一些症狀，如果膀胱中的存尿過多，小便時就會更加費勁，中醫上將這樣的症狀統稱為「癃閉」。

　　對付尿不出來的症狀，有兩種簡單易用的方法。

　　第一種是蔥白藥熨法。取蔥白250克，切碎，白酒噴炒，裝入布袋。布袋可以稍微大一點，將布袋置於肚臍處，上面覆蓋厚布。用熨斗或者水袋、水壺等熱湯器具反覆熨燙肚臍周圍及小腹部，直到藥力滲入為止。溫度以身體能承受而又不灼傷皮膚為度。

　　用蔥白前，需要把鬚毛去掉。《本草綱目》中說蔥白有「發散通氣之功」，它能治因膀胱氣化失司引起的小便不利，以及寒凝腹痛等症。加熱是為了讓藥效更好發揮作用，而且腹部周圍熱了，有利於氣血流通，對小便不通的問題也有幫助。此法除了能緩解小便不通的問題，對於大便乾燥也有一定的作用。

　　第二種方法是用豆豉15克、黑山梔9克，研成細末，加上蔥和鹽一起搗爛，貼在關元穴上，同時服用滋腎通關丸12克。

　　另外，老年人還應該熟悉前列腺增生的幾個跡象，在上廁所時注意觀察。首先，前列腺增生會導致人體排尿「啟動」慢，也就是說，健康的人上廁所能夠很順暢地尿出來，但患有前列腺增生的人，雖有尿意，身體卻遲遲接收不到排尿信號，往往等到別人都尿完了，自己才開始尿，而且尿細無力；其次，50歲之後頻繁起夜，睡前若沒喝水還起夜3～4次，就可能是前列腺增生了；最後一種情況是尿血，尿血的原因有很多，前列腺增生只是其中之一。不管是哪種信號，一旦出現，都應該儘快去醫院接受治療，再輔以上面提到的一些小方法。

80歲以上的老人更容易貧血

　　老年人隨著消化吸收功能日漸衰退，對各種營養素的吸收都有不同程度的減少，因此，很多老年人都患有貧血症。雖然各年齡段的老

年人都有可能出現貧血症，但在一項關於長壽地區中老年人貧血狀況的調查中發現，從80歲開始貧血的患病率陡然升高。這也就意味著，80歲以上的老人要格外注重從生活的各個方面「補血」，以免因貧血引來其他嚴重疾病。

就一般情況而言，老人大多都重視心腦血管類疾病，而貧血症因為比較隱蔽，不容易引起老年人的注意。殊不知，看似輕微的貧血症，很可能就是心血管疾病的「引子」。原因在於，貧血意味著血液中紅血球數量及血紅蛋白含量明顯減少，這會導致紅血球攜氧能力大幅下降，從而引起全身組織器官缺氧，加重心臟負擔；同時，貧血也會使心臟自身的供血下降，進一步導致心臟缺氧，對於本身已有冠心病、冠狀動脈硬化的老年人而言，貧血的影響更大。此外，貧血還可能導致大腦局部缺血，認知反應能力衰退，從而引起癡呆。

造成老年人貧血的原因比較複雜，慢性疾病和營養性貧血是最常見的兩個因素。尤其是營養性貧血更為普遍，這種性質的貧血可以通過促進老人的合理膳食得到預防。飲食要多樣化，切忌偏食，應該增加含高鐵、高蛋白的食物，如牛奶、魚類、蛋類、豆類等，對緩解貧血有良好效果。一般而言，含鐵較多、吸收利用較好的食物如蛋黃、魚肉、動物肝臟、菠菜、芹菜等，很適合缺鐵性貧血患者食用。

八珍雞湯，為老人大補氣血

我有個30幾歲的朋友，她因為經常手腳冰冷，看過醫生後一直在喝四物湯，氣血順暢了，人看著也更年輕了。某日，她打電話給我，說她母親最近身體不太好，總沒精神，頭昏眼花，醫院檢查時只說是貧血，問我可不可用四物湯補一補。

　　我告訴她，老年人患貧血症的機率很大，這和氣虛、血虛有很大關係，所以可以從氣血雙補入手來調理身體。四物湯只是補血方劑，最好能在此基礎上加上補氣名方四君子湯，這兩者合併在一起能同補氣血，效果更好。這個方劑其實就是鼎鼎大名的八珍湯，平時可做成八珍雞湯，喝湯吃雞，既有藥效還能飽腹。八珍雞湯的做法如下：準備母雞1隻，去除雜物後洗淨備用；人參、茯苓、白朮、當歸、熟地、白芍、川芎、甘草各5克，用紗布包起來後塞入雞腹內，再加調料後隔水燉煮，熟後即可服食。

　　老年性貧血屬於中醫學上的「虛勞」、「血虛」、「血症」範疇，因精液虧損、脾胃失調、稟賦不足等原因，使骨髓生化乏源、髓海空虛、不能生血所致。《張氏醫通》中記載：「人之虛，非氣即血，五臟六腑莫能外焉。而血之源頭在乎腎，氣之源頭在乎脾。」歸根結底，老年性貧血是脾腎俱虛導致的氣血俱虛，所以治療時益氣補血是關鍵。

　　再來看八珍湯為何可共補氣血。方中的黨參和熟地相配可以益氣養血，共為君藥；茯苓和白朮可健脾滲濕，協助黨參益氣補脾；當歸和白芍可養血和營，說明熟地補益陰血，佐以川芎活血行氣，補而不滯；炙甘草益氣和中，調和諸藥。另外，現代藥理研究也證實，人參中的人參皂苷能使正常或貧血動物的紅血球、白血球、血紅蛋白含量增加；當歸和地黃具有促進骨髓造血功能的作用。

　　正因如此，老年人每個月喝上幾次八珍雞湯，不但能增強體質，補養氣血，還能延緩衰老。冬天正好是進補的好時節，老人家除適時地配合喝八珍雞湯外，還可多做些室內運動，通過鍛煉身體來補足氣血。

簡單「三紅湯」，治缺鐵性貧血療效好

很多老人都有喝茶的習慣，有時還會嚼上幾片茶葉，頓時感覺神清氣爽。不過，老人不宜長期喝濃茶，否則茶葉中含有的大量鞣酸會與鐵結合形成一種不溶性物質，影響鐵的吸收，導致老人貧血、營養不良。

對於這種缺鐵性貧血，有一種簡單的食療方，就是由紅棗、紅豆和花生衣構成的「三紅湯」。製作時，取紅棗7枚、紅豆50克、花生紅衣適量，將三者一起放入鍋中熬湯後食用，對一般性貧血或缺鐵性貧血有不錯的輔助治療作用。

三紅湯之所以能防治貧血，和方中三種食品健脾生血的作用有極大關係。天然的紅色食品有助於補血，而紅棗、紅豆和花生衣都是紅色，可謂是這類食物的代表。

紅棗一向都是民間推崇的補血佳品，俗話說：「要想身體好，一天三個棗。」中醫認為，大棗養胃健脾、補血安神，可使氣血生化充足，改善血虛萎黃症狀。民間就常用大棗煮粥、燉雞，治療久病體虛引起的貧血症。現代研究發現，紅棗中的多糖成分能促進造血機能。

花生味甘性平，有悅脾和胃、補血止血等功效。花生止血補血的雙重功效和它含有的維生素K有關，尤其其外的一層紅衣讓此一功效更為顯著。花生衣能有效對抗纖維蛋白溶解，從而促進骨髓的造血功能，有效增加血小板的含量，並改善血小板的品質。所以花生衣既能止血，又對出血引起的貧血很有效。

紅豆性平，味甘酸，有利尿、消腫、健脾等作用。研究發現，紅豆含有多種維生素和微量元素，尤其是含鐵質、維生素B_{12}，因此有補

血和促進血液循環的功能。另外，在中醫看來，紅色食物具有增加腎上腺素分泌和增強血液循環的作用。所以，紅豆對於因貧血造成的頭暈眼花、面容蒼白等症，也有不錯的功效。

相對藥物治療而言，食療的方法更為安全有效。如果你患有缺鐵性貧血症，不妨用此方一試，將會獲得意想不到的效果。

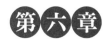

第六章

女性抗衰養顏的六個關鍵詞

　　當臉上第一道皺紋出現的時候，那種惴惴不安的心情對每個女人都是刻骨銘心的。有的女人為了讓自己看上去更年輕，將時間花費在塗塗抹抹上，有的甚至耗費鉅資去打美容針、埋金線、抽脂，讓自己變成了「山寨女人」。其實，想要阻止衰老的腳步，女人只要抓住6個關鍵即可。

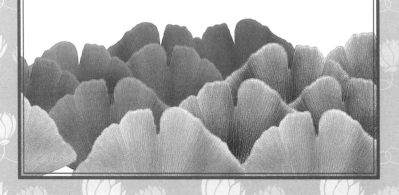

子宮——吃不胖、曬不黑、人不老的秘密

每個女人都想擁有三種境界：吃不胖、曬不黑、人不老，而每個女人幾乎一生都在為這三件事煩惱。其實，要想達到這些境界並不難，只要做到一點——保護好子宮。子宮是所有人類最初的家園，也是上天給女人最奇妙的器官，其中有讓女人變瘦變美變白變年輕的秘密，也是讓女人一生無憂的第一保障。所以，我一直告訴身邊的女性朋友，照顧好子宮就是照顧好一生的健康和美麗。

當你瞭解五臟六腑的運作，懂得保養子宮，自然就胖不了；而子宮有了正常的運作和更新，自然會令皮膚水嫩有光澤。一個健康的子宮會讓荷爾蒙分泌平衡，還會讓身體負擔減少，體內的循環更新更加穩定，也就不會過早衰老。可見，子宮對女人來說是多麼重要。

研究也顯示，每三個女人中就有一個面臨子宮病變的威脅，而大部分女性並不知道照顧子宮的重要性。這個驚人的現實並不是危言聳聽，現代女性多多少少都會有這樣的困擾，如生理期不順、月經不規律、月經量過多或過少並伴有血塊和痛經等，其實，這些都是子宮發出的求救信號。因為現代女性很多都承受著過大的壓力，整日久坐或是晚婚少孕，這些往往會讓你患上不孕、子宮肌瘤、子宮內膜異位、子宮頸癌等疾病。所以，對於子宮，女性朋友們一定要小心應對。子宮是女性特有的器官，它就像是滋養花朵的沃土，滋養著女性的身體，使得女性能夠膚如凝脂，亮麗動人。

溫暖子宮的「內服」、「外敷」法

有位老中醫說過這樣一句話：一個女人美麗完整的一生應該是溫

暖的。我一直覺得，溫暖是女人身上很特別的一種氣質，那些有溫暖氣質的女人，都是恬靜如春風、溫和如陽光的，有這樣女人出現的地方，一定是充滿愉悅和寧靜的。

要怎樣才能成為一個溫暖的女人呢？從中醫的角度來說，有諸內必形於外。正如一棵大樹，如果它的根系健康發達，那麼它的枝葉一定茂盛；對女人來說也是這樣，一個女人散發出溫暖的氣質，必定是因為她的內心和身體是溫暖的。更具體地說，一個溫暖的女人必擁有一個溫暖的子宮，因為子宮是女人生命的全部內核。但是，現在很多女性都沒有意識到自己作為女人的一生已經不完整，她的生命內核正遭受寒邪的侵襲。我見過很多女性受著「宮寒」所帶來的疾病困擾，比如痛經、不孕等，還有的女人在月經來臨前容易感冒，特別怕冷，總是手腳冰涼，人也變得虛弱，沒底氣。要想改變這種狀況，就得讓子宮溫暖起來，「內服」和「外敷」就是不錯的方法。

所謂「內服」，就是指在經期要多喝熱水、熱飲，千萬不要吃冷飲和各種冷食。有個老方子「薑黃雞蛋湯」，對治療宮寒引起的痛經非常管用，有相關困擾的女性朋友可以嘗試一下。

「外敷」是說在經期女性應該注意保暖，穿高腰褲子和厚實的鞋子，即使是夏天也要遵循這兩點，特別是在冷氣房裡。而那些長期坐在辦公室的女性，要準備好熱水袋，上班時可將其放在後腰上，腰暖了，從頭到腳就都暖了。長期堅持下來，不但對痛經有所緩解，還能夠對婦科炎症的治療、子宮的養護有很好的效果。

馬鞭草蒸豬肝，消炎症、護子宮

有個女性朋友剛結婚時曾做過一次人工流產，誰知手術後因為沒

有好好護理，引起了感染，而患上了急性子宮頸炎。當時她只覺得有些腰酸、下腹墜痛，分泌物明顯增多，她和先生都以為是做完人工流產後的炎症，屬正常反應，就沒有太在意，也沒有去醫院診治，只是到藥店隨便買些消炎藥吃了。

可是，做完手術已近半年，本該早好的炎症卻遲遲不好，每次性生活後，她都會有少量的陰道出血，月經量也明顯增多，且腰酸背痛的毛病也更厲害了。沒辦法，她去醫院做了檢查，醫生說這是中度子宮頸糜爛。她聽了很吃驚，沒想到自以為的小小炎症竟然會發展到這個地步。醫生給她開了很多藥，並且讓她在醫院打15天點滴，說這樣中度就能變成輕度。誰知，治了半個多月，再到醫院檢查還是中度。幾年來，她嘗試了各種治療辦法，都不見效果，為此苦惱不已。

長期以來，子宮頸糜爛一直困擾著很多女性的健康。很多醫生遇到宮頸糜爛，就給病人開些抗菌消炎藥，然而這些消炎藥常常是顧此失彼，治了這種菌卻治不了那種菌，或是治療時有所緩解，一旦停止治療又會復發，總難徹底根治。

對此，有個食療法可以將這些細菌一網打盡，就是馬鞭草蒸豬肝。方法很簡單，先準備鮮馬鞭草或乾馬鞭草30克和一個豬肝，然後將馬鞭草洗淨，切成小段，豬肝切片，將兩者拌好後放在盤子裡，上鍋蒸熟就可以食用。每天吃一次，食用期間夫妻儘量不要同房。馬鞭草有很好的消炎止痛作用，這個方子不但有效，而且沒有任何副作用。

子宮作為女人的第六臟器，是女性孕育生命的搖籃，如果我們能夠將子宮呵護好，不但能夠調理月經，還能夠美容養顏。日常生活中，女性可以從以下幾個方面來保護子宮：

首先，多吃一些補氣暖身的食物，如大棗、核桃、花生等，這些食物不但能夠彌補先天的不足，還不用擔心上火。

其次是適當運動，健走是最適合的方式。健走比較適合那些內向沉穩的女性，尤其是體質寒的人，更需要通過這項運動來改善自己的體質。若環境許可，可在石頭路上走，這樣能夠刺激足底的穴位，有調暢氣血、改善血液循環的作用，堅持一段時間後，你就會發現全身都變溫暖了。

還有就是不要在午間趴在桌上睡覺，因為這樣容易使後腰露出來，因為人在睡眠時毛孔鬆懈，寒邪之氣很容易從後腰侵入。

最後不要忘記的是，一旦感覺自己受了寒，一定要給自己煎一碗驅寒湯，讓湯迅速溫暖自己，不讓子宮受寒。

 抗衰小秘方

對於比較小的子宮肌瘤，有的人選擇以中藥來控制，實際上中藥只能改善症狀，若想讓肌瘤縮小或消失幾乎是不可能。子宮肌瘤的生長和身體內的雌激素有關，如果想以藥物消除，這種藥物應該含有抑制雌激素分泌的成分，暫且不說中藥是否有這種功效，這樣的藥如果真有，吃了就等於人為地停止了月經，將自己提前送入更年期，而且，一旦停止服用這種藥物，子宮肌瘤還會繼續生長。所以，子宮肌瘤患者沒有必要付出這種代價，平時可以通過定期檢查的方式查看肌瘤，等到需要的時候再去做手術。

調經——養血調經，月月年輕

許多婦科病都和女性的月經不調有直接或間接關係，這也就意味著調順了月經，很多婦科病就可以不治而癒。金代醫學大家張子和說：「凡看婦人病，入門先問經。」可見月經和女性健康關係密切。西方人將月經稱為女人的「好朋友」，因為有月經就說明這個女性還年輕，還有生育能力。不過，這位「好朋友」的脾氣有些古怪，一旦身體有個風吹草動，它就會做出相應的反應。幾乎每個女性朋友都曾遇過不同的月經問題，現在就來看看解決女人月經問題的方法吧。

女人善補血，才能氣色好

除了月經、妊娠、哺乳等生理因素外，因為追求苗條身形而減少食物的攝入，也是現代女性貧血的一個重要原因。可以說，補血是女人一生的功課，若不善加補血，呵護臟腑，女人就容易出現面色萎黃、唇甲蒼白、頭暈眼花、乏力氣急等貧血症狀，嚴重貧血者還容易產生皺紋、白髮、步履蹣跚等早衰現象。

女性要避免貧血，生活中一些禁忌要多注意。比如，月經來的那幾天最好不要喝茶，因為女人來月經時本來身體需要補鐵補血，要多吃含鐵豐富的紅色肉類，如肝臟、瘦肉等，此時如果喝茶，茶葉中的單寧酸會和鐵形成複合物，影響鐵的吸收。另外，許多補血保健品或者中藥中多含鐵，也要避免和茶一起服用。

炒鹽敷小腹——給子宮溫暖，就能緩解宮寒痛經

痛經是最常見的月經問題，雖然常見，但嚴重的會讓人疼得面

色蒼白、大汗淋漓，有疼哭的也有疼暈的。大家且記住這麼一句話：青春期的痛經無大礙，中年時的痛經無小事。前者屬於「原發性痛經」，是因為子宮發育不良、子宮過度屈曲等原因使經血流出不暢，造成瘀血滯留，刺激子宮收縮引起的；後者是比較麻煩的「繼發性痛經」，年輕時沒這毛病，但後來發生了痛經，而且越來越嚴重，這時要考慮子宮內膜異位的可能性，是需要及時治療的。

另外還有一種痛經和女性纖弱的體質有關。她們通常體形偏瘦，手腳容易冰涼，舌頭偏暗或有瘀斑，經期的時間總是延後，而且經血顏色偏黑，這種痛經是因為火力不足，寒凝導致的。一般女性在受寒後可以通過自己的熱量將寒氣化解、驅散，但是火力不足者體內沒有足夠的熱量，寒氣就會凝聚在體內，時間一長，血遇寒會變得瘀滯不通，不通則痛，痛經就這樣來了。

對付這種痛經，最好能在經期外多下點工夫。最適合治療宮寒型痛的方法首推中藥炒鹽熨敷療法，可在月經來臨前一周開始施行，炒鹽的溫熱刺激能使毛細血管擴張，血液循環加速，提高局部新陳代謝，有消炎止痛、緩解疼痛的效果。具體做法是：準備粗鹽粒（海鹽最好）500克，加入紅花15～30克、莪朮15～30克，放入鐵鍋內乾炒約10分鐘，至海鹽發黃發熱即可，此時把中藥鹽鏟起，放入厚一點的棉布做成的口袋裡（不要用綢和化纖製品），並繫好口，把袋子放在腹部正中的神闕穴（肚臍）及腹部兩邊的子宮穴，就能有疏通經絡、活血化瘀、溫經散寒的功效。紅花、莪朮活血化瘀的功效較強，對於經血中經常出現血塊的寒凝胞宮痛經患者效果更好。在熨敷的時間控制上，每次維持在半個小時左右，依據疼痛的程度輕重，每日進行2～3次即可。

子宮

　　另外有兩點需要注意：

　　1.中藥鹽可反復炒用，在加熱方式上也可用微波加熱法，但效果上還是以鐵鍋乾炒最好。重複使用加熱時，如果中藥的發散味已經明顯減少或者消失，應重新加入新的藥物，粗鹽使用多次顆粒變細時應予更換。

　　2.如果在熨敷的過程中皮膚出現紅癢、皮疹等現象應立即停用，而痛經症狀較重或經上述方法無改善時應到醫院治療。過敏性體質的女性最好不要選用此方法。

　　這個方法相對其他治療方法安全，且副作用小，所以，女性朋友們不妨一試。

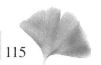

 抗衰小秘方

　　要想打通經脈治療痛經，可試試生薑水泡腳，方法如下：取生薑300克，切成片，下鍋加半盆清水後大火煮沸，用小火再煮10分鐘，煮成濃濃的生薑水，倒入洗腳盆內泡腳。用這種方法一次就可以見效，這是因為腳上有眾多人體關鍵穴位，而且足厥陰肝經與足太陽脾經都源於腳上，這兩條經脈都與血有關，前者主藏血，後者主統血。當女性處於經期，而它們又運行不暢、產生瘀堵時，就會出現劇烈腹痛，即為痛經症狀。因此，讓這兩條經脈暢通，治癒痛經也就容易了。

經前、經期和經後，三款藥膳幫你延齡

　　女性朋友每次的月經週期其實就是一次人體自我更新的過程，這也是女人之所以比男性長壽的一個原因。所以，女性朋友一定要抓住這一關鍵時期，好好調理身子，幫助自己調和氣血，延緩衰老。

　　具體怎麼做呢？有個朋友跟我分享她老家的一種做法，她說，在她們家鄉每個女性從有月經的那天起，做母親的就會給孩子進行調補。調補分為三步，分別是經前、經期和經後：

　　經前需要準備豬里脊肉100克，生薑50克，紅糖25克，雞蛋1枚，黃酒適量，將里脊肉切成絲，然後和生薑、紅糖、黃酒放在一起燉煮，20分鐘後過濾出湯水，在湯水中打上一枚雞蛋即可。這款湯喝完之後，會覺得下半身很暖和，很適合那些容易體寒的女性食用。

　　月經期間女性更需要補，可在這時喝些艾膠湯。準備艾草20克，

阿膠10克，黃酒200毫升，先將艾草和黃酒放入砂鍋中，加入適量水煮，水開後用來沖服阿膠即可。艾草能補陽氣，阿膠有滋陰的功效，此湯借助黃酒溫通血脈的藥性，能夠讓氣血活絡全身，對整個經期的調養有非常好的效果。

經期後，女性的身體進入自我修復階段，因此可在此時食用些補氣血的食物，像是烏雞當歸湯，方法如下：準備烏雞1隻，當歸1條約15～20克，黃芪20～30克，桑寄生30克，黃酒200毫升；當歸、黃芪和桑寄生用紗布包成藥包；將烏雞切小塊，放入砂鍋內，再倒入黃酒開始清煮，等酒燒開後，烏雞肉變色，再將中藥包放入，加入適量開水，改成小火慢燉，直到湯出鍋。出鍋前，可根據個人口味加適量鹽調味即可。這款湯在經期結束後第二天就可以喝，基本上喝一次就行，功效可媲美烏雞白鳳丸。

排毒——體內垃圾是衰老的源頭

現代女性大多每天奔波於職場和家庭，沒有太多時間保養。有的女人年紀輕輕就整日感覺疲憊不堪，還伴有頭痛、便秘、記憶衰退、抑鬱、失眠、超重、面色枯黃、皺紋增多等症狀。其實，造成這一切的元兇就是毒素。

我們在呼吸空氣、喝水、吃飯的同時，也攝入了毒素，再加上由於生活壓力大、精神緊張、用腦過度、情志不舒所造成的陰陽失調、氣血不通、毒火積存等內生之毒，這些毒素進入人體的各個器官，雖然在一定時期內我們的身體會竭盡全力保護自身免受毒素侵害，並盡力將其清理出去，但當毒素越來越多時，我們的新陳代謝系統就會覺

得太費力而罷工，就使毒素長期積存在體內，並且越積越多。

最可恨的是，這些體內宿毒並不會安分守己地待著，而是不斷侵襲著我們的內分泌、血液、循環、代謝、皮脂毛囊汗腺等系統，影響人體正常運作，侵襲體表，導致皮膚色素沉著、粗糙、色斑加重，產生痤瘡，出現皺紋，令皮膚提前衰老。現代醫學研究指出，人體內毒素積聚會嚴重毒害人體組織和器官的功能，天長日久，必導致內分泌、新陳代謝、自主神經、心腦血管功能失常，加速人體衰老。

於是，「排毒」成為現代眾多女性時常掛在嘴邊的話，其實，生活中有很多非藥物的排毒方法，只要你留心，排毒養顏也會變得很簡單。

通胃經排毒法，解決你的面子問題

人們常說要「排毒養顏」，可體內的毒素為何會影響到人的容顏？從中醫角度來看，這和胃經在頭面部的循行路線有關。人體內的「毒」很大一部分源於人們吃進去的食物和藥物，經口而入的「毒」如果不能順利排出體外，就會在胃腸中慢慢積累下來。中醫認為「有諸內必形諸外」，因此胃腸功能不好的人也會從胃經上反映出來，人的面部就會出現痤瘡或者暗斑等問題。

另外，大腸與肺相表裡，因此當「毒」妨礙到大腸之氣的運行，也會影響肺氣的宣發肅降，肺又主肌膚體表，所以肺氣受鬱，痤瘡、暗斑等面子問題也會出現。

由於人們想排毒，於是找了排毒藥來吃，可誰知道是不是在排毒的時候又吃進其他的「毒」呢？相對這些，中醫的經絡就顯得安全可靠多了。以下給各位介紹一種通胃經的排毒按摩法。

坐在凳子或沙發上，屈膝，然後沿著髕骨的方向向下循按，能夠清晰地摸到脛骨。在脛骨處向小腿外側部分旁開一中指寬的距離，是足陽明胃經的循行線。在這條線上，膝蓋外側有一凹陷處，乃是犢鼻穴，從犢鼻穴向下一掌（除拇指外的四指併攏）為足三里穴，從足三里穴繼續往下一掌是上巨虛穴，上巨虛穴的下方一掌處是下巨虛穴。按摩的時候，沿著胃經在小腿的循行線

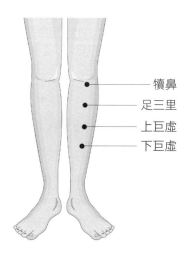

犢鼻
足三里
上巨虛
下巨虛

從足三里穴到下巨虛穴依次點按，遇到有酸痛的地方，不管是不是穴位，都要多停留一會兒，將點按變為先點後揉。比如可以用力點下10秒後，稍微放鬆力量再揉上1分鐘，之後繼續沿著經絡向下點按。如此反復操作10次，即可換另一腿繼續按摩。

這種按摩方法，每天的按摩次數沒有限制，在工作之餘、茶餘飯後都可以進行，可幫助消化吸收，達到排毒養顏、延年益壽，而且沒有副作用。

鮮花也是排毒高手

這世間不愛美麗時裝、化妝品、珠寶的女人可能有很多，但是少有女人不愛鮮花。鮮花的美麗與芬芳令人動容。許多人將鮮花當做禮物送人，不過，它可不僅僅是大家用來表達愛情、親情和友情的工具，在恰當的時候，它們也可以變身為養顏排毒之品，幫助女人積蓄美麗與健康。

1.菊花：菊花有疏風清熱、平肝明目、解毒消腫的作用，主治外感風寒或風溫初起，發熱頭痛，眩暈，目赤腫痛等。現代研究發現，菊花「通官竅、利滯氣」的作用，主要是因為它含有微量龍腦、樟腦和菊油環酮等揮發油。

菊花茶製作方法：菊花茶其實是不加茶葉，只將乾燥後的菊花泡水或煮來喝。泡飲菊花茶時，最好用透明的玻璃杯，每次放上四五朵，再用沸水沖泡即可。飲菊花茶時可在杯中放入幾顆冰糖，這樣喝起來味更甘；菊花茶中也可加入枸杞，菊花和枸杞都是護眼的藥材，泡出來的茶就是有名的「杞菊茶」，尤其適合經常使用電腦辦公的上班族、徹夜溫習功課的學生。常喝菊花茶能改善眼睛出現的乾澀、疼痛、視物模糊等疲勞情況。

2.玫瑰花：玫瑰芳香甘美，令人神清氣爽，還可活血化瘀，對肝臟和脾臟都有好處。早在隋唐時期，玫瑰的美容作用就備受宮廷貴人的青睞。楊貴妃就在她沐浴的華清池內，長年浸泡鮮嫩的玫瑰花蕾，以保持肌膚柔嫩光澤。沐浴時放一些玫瑰花瓣，確有滋潤肌膚、舒緩緊張情緒的作用，因為玫瑰散發的香氣有很強的揮發性，所以非常適合熱水沐浴。

當然，大家還可以用玫瑰花泡茶喝。準備玫瑰花15克泡水，氣虛者可加入大棗3～5枚，腎虛者可加入枸杞子15克，然後根據個人口味調入冰糖或蜂蜜，以減少玫瑰花的澀味，增強功效。此茶可涼血、改善乾枯皮膚、除口臭、助消化、排毒減肥。

3.茉莉花：茉莉花以芳香聞名於世，曾被譽為「人間第一香」。中醫認為，茉莉花馨香異常，能順氣活血、調理氣機。現代藥理學研究也表明，茉莉花所含的香精油等物質，有抑制皮膚色素形成及活化

表皮細胞的作用。茉莉花的食用效果也不錯，取茉莉花若干，曬乾，每次3～5朵調入清粥食用，不僅能清心明目，還可令肌膚重現光澤。

以下是茉莉香粥的製作方法：於夏季6月取茉莉花若干，曬乾研粉備用；取大米50克，常法熬粥，粥熟後調入3克茉莉花粉末，加蜂蜜適量即可。需要注意的是，茉莉花辛香偏溫，火熱內盛，燥結便秘者慎食。

4.桃花：我們形容別人面色紅潤時常用「面若桃花」來比喻，其實，桃花本身就具有極好的美容保健功效。據《神農本草經》記載，桃花能「令人好顏色」，現代藥理研究也表明，從桃花中提取的植物激素有抑制血凝、促進末梢血液循環的特殊作用。

以下是桃花酒的製作方法：取桃花250克、白芷30克，將二者放入1000毫升的白酒中密封浸泡30天，每日早晚各飲15～30毫升。同時往手心倒入少量的酒，雙手互搓至手心發熱，揉擦面部，對女性臉上常見的黃褐斑、臉色灰暗等面部色素問題有不錯的效果。

此外，以桃花泡茶或將之研末調蜜製成蜜丸，食之有使人體散發桃花香氣的神奇功效。

五味消毒飲，幫你清熱去痘痘

青春期本是一個熱情奔放、無憂無慮的年齡，可是很多女生卻因為滿臉痘痘而深感自卑。痘痘不僅影響一個人的美觀和形象，而且有時痘痘痛起來，也是令人苦不堪言。在我看來，痘痘的出現不單是外在症狀，還是身體的求救信號，這說明體內雜質毒素過多，身體不能及時清理出去。

根據古書《醫宗金鑒》記載，五味消毒飲是消滅痘痘的良方。

五味消毒飲的材料有五種，就是金銀花、菊花、紫花地丁、青天葵、
蒲公英。據《本草拾遺》記載：「金銀花：主熱毒、血痢、水痢，濃
煎服之。」「野菊花，別稱山菊花、野黃菊、路邊菊、苦薏。」「苦
薏，花如菊……菊甘而薏苦。」這五種中藥各取15克，將所有藥材先
過水洗一遍；在藥鍋裡加適量清水，水開後加入藥材煎煮，煮滾後湯
汁入味即可熄火。然後代茶飲。

　　別小看了這五種藥材，它們可是很了不起的。《本草拾遺》上
說，金銀花具有治療「暑熱身腫」之功效；而菊花是散風清熱、平肝
明目的佳品；蒲公英可以清熱解毒、消腫散結、強筋壯骨；紫花地丁
是一款清熱解毒、利濕的良藥；青天葵雖然比較珍稀，但是大藥店一
般都有，主要用於清熱解毒、潤肺健脾、散瘀消腫、鎮靜止痛等。雖
然青天葵的價格比較高，但是和昂貴的化妝品比起來，並不算貴。

　　中醫認為痘痘多因肺經風熱或濕熱蘊結或痰濕凝結而致，而化
膿性痘痘多因熱毒邪蘊結於皮膚而成。五味消毒飲的清熱解毒能力很
強，因此不僅可在最快時間內擺平臉上的痘痘，還能讓身體從裡到外
清火排毒，對熬夜族和電腦族來講無疑是一劑良品，讓你變得心平氣
和、恬淡寧靜。

　　五味消毒飲還特別適合職業女性，即使沒有長痘痘，或者痘痘已
經消了，也可用這款飲品來排毒養顏，提高身體的免疫力。不過，需
要注意的是，脾胃虛寒的女性不宜使用。

排出體內瘀血的經典古方──桃紅四物湯

　　關於桃紅四物湯，曾有這樣一個故事：西元1321年，元代名醫朱
丹溪出遊路過桃花塢，見當地女子個個面若桃花、白裡透紅，經過一

番調查，發現當地女子都愛喝一種湯，即自製的桃紅湯。他研究桃紅湯的成分，發現裡面有桃仁、紅花，桃仁能健身心、養容顏，紅花更能袪暗黃、美白肌膚。朱丹溪由此創立了一個經典美容養顏妙方，叫做「桃紅四物湯」。

這裡的「桃紅四物湯」，是朱丹溪根據晚唐藺道人在《仙授理傷續斷秘方》中提到的「四物湯」改進而來。所謂「四物湯」是由川芎、白芍、熟地、當歸四味藥組成，此湯被中醫界稱為「婦科養血第一方」。而「桃紅四物湯」則是在四物湯的基礎上加入桃仁和紅花研製而成，桃仁和紅花都是活血化瘀的藥物，桃仁就是桃核裡面的仁，它善於化解有形的瘀血，紅花則善於化解細微的瘀血，也就是我們肉眼看不到的絡脈瘀血。

很多女性朋友在生產後會出現血瘀的情況，比如有的人產後不斷出汗，醫生若是開一些補藥，出汗的症狀反倒更厲害。其實，這時可通過產婦的舌象判斷，如果舌頭有瘀點或瘀斑，嘴唇青紫、皮膚乾燥，這些特徵往往是瘀血的表現，可以通過服用桃紅四物湯來活血化瘀。

此外，這一古方對美容養顏也特別有效，這也是為何在沒有名牌化妝品的古代，很多美女能夠擁有白裡透紅、水嫩細滑肌膚的原因。不過，關於桃紅四物湯中各成分的具體劑量，要先諮詢一下專業中醫，因為每個人的體質和情況不一樣，所需的劑量亦有不同。

滋陰——水做的女人，滋陰才有好氣色

俗話說「女人是水做的」，因此臉要水靈靈的，眼睛要水汪汪

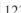

的；不過，按中醫的說法，這可不是補水，而是要滋陰。女人要美，
必須具備的一點就是做一個水分充足的女人，如果一個女人的嘴唇乾
枯，皮膚乾燥，細小皺紋也會提早出現。

　　古書中形容女性多用「陰柔」這樣的詞，如某女子含蓄內斂、
婀娜多姿，有著陰柔之美……在人體中，具體到形上「陰」主要是指
血、精和汗、淚、涎、涕、唾五液。血是生命之海，人體一時一刻也
離不開它，自古有「一滴精十滴血」之說，精液消耗過多會腎虧折
壽。而五臟對應五液分別是：心對應汗，肝對應淚，脾對應涎，肺對
應涕，腎對應唾，所以，女性要想有陰柔之美，就要滋養身體裡的這
些陰液。而且女性從來月經那天開始，就面臨著血液虧損、陰精耗減
的問題，在生育時更是如此，俗話說「一個孩子三桶血」，孩子在母
親的腹中完全是依靠母親血液餵養大的，整個孕期就是一個耗血失陰
的過程。正因如此，女性要想抗衰老，日常就要注意滋陰補血。

血虛怕冷，不妨喝點阿膠黃酒

　　很多女人在生完孩子後會變得血虛，這是生產過程中失血過多
引起的，這種情況下的血虛有個很明顯的症狀，就是怕冷。陽虛的人
也有怕冷的症狀，有的女人因為怕冷，只顧得溫陽，卻不知道養血，
結果血液不足，無法溫養四肢，最後還是會手腳冰涼，出現怕冷的症
狀。如果觀察舌頭，我們會發現這種血虛的人舌質呈淡白色，這是血
液不能濡養舌頭造成的。

　　這樣的情況該怎麼辦呢？在中醫裡，調理方法很多，服用阿膠
就是其中一種。阿膠在中國是最古老的藥物之一，在中醫最早的藥物
專著《神農本草經》裡就有關於阿膠的論述，謂其「主心腹，內崩，

勞極，灑灑如瘧狀，腰腹痛，四肢酸疼，女子下血安胎，久服輕身益氣。」阿膠具有滋陰補血、安胎等功效，對於血虛、虛勞咳嗽、吐血、衄血、便血、婦女月經不調、崩中、胎漏等都有一定療效。

服用阿膠來養血方法非常多，古方中就常用到阿膠，這裡向大家介紹一種單獨服用阿膠的方法。電視節目《中華醫藥》曾介紹了一位老奶奶，她雖然已經90多歲，但仍然滿頭黑髮，許多人都問她，究竟用了什麼秘方，保養得這麼好，老奶奶介紹的方法就是吃阿膠。

原來她在中年生完孩子後特別怕冷，身體幾乎垮掉，冬天晚上睡覺時蓋著鴨絨被，上面再加一床厚被子，即便這樣還要穿著毛線褲睡覺。後來，一個中醫告訴她服用阿膠的方法，在後來的50多年裡，她每天堅持服用，不但身體變好了，連頭髮都保持著年輕時的烏黑、亮麗，這就是阿膠的神奇功效，中醫認為「髮為血之餘」，血足了，頭髮也會變好。

那要怎樣服用阿膠呢？先在藥店購買一盒阿膠，把包裝去掉後，將幾塊阿膠放入一個大瓷碗裡，瓷碗一定要夠大。然後，往裡面倒入黃酒，酒要高過阿膠。泡24小時後，阿膠有的雖然沒有化開，但已經開始變軟，再將盛有阿膠和黃酒的瓷碗放到蒸鍋中蒸上兩三個小時，等阿膠全部化開就可以了。

阿膠可以每次多蒸一些，放冷後會變成膏狀，這時可用保鮮膜覆蓋在碗上，放到冰箱中保存，每天服用5～10克，可在早上和中午各舀上一勺，用熱水沖服。

阿膠本身雖有補血功效，但單獨服用會有滯膩的弊端，不過，黃酒具有通經活絡的功效，在用黃酒泡製後就能解決這一問題，而且黃酒在經過加熱後，酒性基本消失，但是通絡的功效還在。這樣服用阿

膠最為安全。

不過，服用阿膠還是有些禁忌的，女人在經期、孕期不要服用，因為阿膠有止血功效；舌苔厚膩、體內濕氣重的人也要慎用，否則會滯膩不清。另外，如果你覺得自己有血虛症狀，最好找醫生確定具體情況，然後再服用阿膠。

抗衰小秘方

對於經常熬夜的女人來說，阿膠是沒有用的，因為熬夜傷的是肝血，要吃一些添精補髓的東西，枸杞菊花茶就是很好的選擇。枸杞具有補腎益腦的作用，菊花可明目，對於用眼過度、肝火過旺的人來說都很不錯。泡茶的方法很簡單，取10克左右的枸杞子加上8朵菊花，直接用沸水沖泡，加蓋悶上15分鐘即可。

四物湯──流傳千年的滋陰方

每個女人都渴望擁有嬌美的容顏和苗條的身材，但只有健康的女人才能散發由內至外的美麗。中國傳統醫學經過幾千年的探索和實踐，開發出不少針對女性健康的經典方劑，其中四物湯被專家稱為「女性補血第一方」。

四物湯最早記載於宋朝醫典，可說是一帖古老藥方。它由當歸、川芎、白芍和熟地四味中藥組成，其中又以當歸、熟地為主藥，熟地和當歸的搭配可稱作是「黃金組合」，兩者相互作用可增強療效，對女性臉色蒼白、頭暈目眩、月經不調、量少或閉經等症有很好的療

效。《本草綱目》記載，當歸能治頭痛，潤腸胃筋骨皮膚，和血補血；川芎味辛性溫，能活血行氣，袪風止痛；熟地微溫，補腎，適合血衰者食用；白芍益脾，可調暢氣血。

以下提供四物湯的具體做法。準備當歸9克、熟地12克、川芎6克、白芍9克，現在許多藥材都用硫黃熏過，因此用清水洗過比較好，儘管這樣做會降低藥性；洗完後將所有藥材放入小藥鍋裡，添加足量的清水，水要蓋過藥材，浸泡20分鐘左右，之後就可以煎藥了。

有三種煎法：第一種是傳統的三煎三煮，先用大火煮開後轉小火煎20～30分鐘，關火悶上10～15分鐘，濾出藥汁，接著再加入清水，像第一次那樣大火煮開轉小火，如此經過3次煎煮，將藥汁合併起來，一天內分2～3次空腹喝完；第二種方法是在第一次濾除藥汁後就空腹喝完，等第二次喝時再添加清水，大火煮開小火煎20～30分鐘，關火再悶10～15分鐘，濾出藥汁喝完，可以重複煎第三次；第三種方法是直接將藥材用紗布包好，和排骨、雞等肉類一起煲湯，這種做法適合怕苦的人，每天空腹喝上兩次左右，最好在經期後連喝3～5天，因為女性一般經期後體質較虛弱，喝四物湯可去除經後煩躁現象。

四物湯在滋陰的同時，還可以讓女人遠離衰老。女人容貌上的衰老都是由於氣血不足引起的。氣血若充足，人是容光煥發、紅光滿面的，但隨著年齡增長，人體氣血就會不足，容顏就會慢慢衰老，而四物湯能夠滋養氣血，讓女人的美麗容顏多保持幾年。

不過，需要注意的是，四物湯不能在經期時喝，否則會有反效果，一定要在月經乾淨之後才喝。而生理期提前、經血顏色鮮紅等，屬於中醫血熱的徵兆，一般不適飲用四物湯；那些平時容易口乾、嘴破、易怒、喉嚨痛的人，屬熱性體質，也不適合喝溫補的四物湯。此

外，身體有發炎症狀，比如眼睛充血或感冒未癒等，也不適合喝四物湯；嚴重貧血或懷孕的女性，在飲用四物湯之前最好能讓中醫辨症地看一下。

除皺──不讓皮膚洩露你的年齡

如今女性的社會地位雖然提高了，但辛苦程度也加倍了。沒空去健身，沒時間去美容，繁忙的生活過後，皺紋一不小心就出現了。我相信，沒有哪個女人願意自己的臉上出現皺紋，因為皺紋通常預示著已不再年輕。

如何阻擊女人的第一道皺紋，緩解衰老呢？這是大多數女人關心的話題，以下是我自己的一點經驗和建議，分享給大家。

睡前摩面，皺少顏多

傳統醫學裡除皺的方法很多，這裡向大家介紹一種極易操作的按摩方法。這個方法其實是元朝專門負責宮廷養生的太醫忽思慧在《飲膳正要》中介紹的，書中說：凡夜臥，兩手摩令熱，摩面，不生瘡點。一呵十搓，一搓十摩，久而行之，皺少顏多。大家可別小看古人的這句話，善於利用，就能讓人受用一輩子。

這種按摩方法，需要在夜晚就寢前做。操作前全身放鬆，靜下心來，之後，雙手互搓，十幾個來回後感覺手心發熱，再迅速捧掌到臉上，這時，雙手的熱量也會傳到臉上，臉上會有種溫潤的感覺。這種感覺很短暫，之後雙手就在臉上輕輕按摩，大家注意，千萬別做成搓臉動作，搓臉時手與臉上的皮膚有摩擦感，而按摩時手一直保持貼在

臉上的狀態。按摩10下後，繼續回到搓手，搓熱後再放到臉上，如此循環，按摩3次即可。當然，如果你很享受這個過程，也可以多做幾遍。這樣按摩一段時間，就會讓臉部變得紅潤亮澤，臉上的皺紋也會漸漸變淺。

為何雙手摩面會有這樣的功效，這可以從中醫上來分析。《黃帝內經》講，頭為諸陽之會，人體的12條正經中有6條陽脈都在頭上彙聚，總督一身陽氣的督脈也經過頭部，這些經絡的氣血是否暢通，影響著面部皮膚的光澤度和健康度。

當我們把雙手搓熱並捂在臉上時，就等於溫濡了面部經絡，有利於氣血循環。同時，手上也有手陰心經、手厥陰心包經和手太陰肺經3條陰經，手貼在臉上，某種程度上實現陰陽溝通，這樣，臉上的皮膚自然就會變好，皺紋等問題就會遠離。

 抗衰小秘方

橄欖油具有祛皺功效，適合全身塗抹。洗澡時，將少許橄欖油塗於全身，然後輕輕按摩，5分鐘後用水沖洗乾淨即可。在秋冬乾燥季節，每天或隔天按摩頸部，可保持肌膚的滋潤和彈性，減少皺紋。

喝杯麥冬烏梅茶，補水去皺紋

身體裡水分缺失跟皺紋出現有很大關係。20歲以後，人的皮膚和汗腺開始收攏，皮層開始變薄，保持水分的功能開始下降，因此，

如果不及時飲水以補充因排汗、排尿等造成的水分流失，皮膚就會乾燥，時間長了就會產生皺紋，嚴重時皺紋會加深、加粗。正因如此，很多皮膚科醫生提到肌膚護理時都會強調補水的重要性。

我遇到很多人，她們總覺得渴，總喝水，但仍舊感到口乾，在口乾的同時皮膚也是乾燥的，臉上一看就不水靈，即便還年輕，即便每天給面部補水，仍舊因為缺水而有細小皺紋。當遇到這種情況，我通常會先囑咐她們檢查是否有血糖問題，如果父母都有糖尿病，子女可能很早就會患糖尿病。口渴是糖尿病發病時的典型症狀，有的人誤認為天氣乾燥而沒有足夠重視，以至拖延了診治時間。

如果血糖沒問題，再看看她們是真的缺水，還是缺少將喝進去的水合理利用的能力。以後者較為多見，尤其身體一向虛弱的女性，她們的皮膚養護其實更應該是身體養護，否則局部補水只能是暫時的表面功夫，皺紋、粗糙還是避免不了。

這種情況大都是因為陰虛，可以用麥冬烏梅茶來調理一下，因為如果不先將「陰」補足，口渴和皮膚乾燥也解決不了。麥冬烏梅茶製作起來很方便，方法如下：準備麥冬100克，烏梅30克，蜂蜜適量；先將麥冬、烏梅洗淨後裝入砂鍋中，加水適量，煮至爛熟，去渣取汁，調入蜂蜜即可。每日隨意冷飲。

此方載於《必效方》。麥冬性寒味甘苦，清心除煩，養陰生津；烏梅性溫味酸，收斂生津。中醫有「酸甘化陰」的理論，也就是說，烏梅的酸味和麥冬的甘味配合在一起，可以轉化為陰液，這個陰液上榮到面部，就可以解決皮膚缺水的問題。體質陰虛的人平時可常飲這種飲料，另外，在春日乾燥時，很多人臉部容易乾燥，也可適量飲用麥冬烏梅茶。

青木香面膜，擊潰你的局部皺紋

　　青春的潰退往往是從局部開始的，比如在30歲左右，最脆弱的眼部皮膚開始出現細紋；40歲以後，額頭開始產生皺紋；到了50歲，整個面部就能明顯看到歲月雕琢的痕跡。可以說，皺紋是洩露年齡秘密的大敵。

　　這裡向大家介紹一種除皺面膜，它能夠幫助體內氣血運行，打通和加速氣血循環，有效抗衰老。具體方法是：準備青木香、川芎、白蠟、白芷、白附子、香附子各60克，甘松和茯苓各30克，白酒250毫升。先用白酒將所有藥材密封浸泡一夜，之後將藥連酒一起倒入砂鍋中進行熬煮，等鍋中物成糊狀時即可，最後再過濾掉藥渣，冷卻後藥汁會變成膏狀，這就是我們所要的面膜膏了。每天晚上睡覺前，洗淨臉，取適量藥膏均勻地抹在臉上，第二天早上洗淨即可。

　　在這款面膜中，青木香有行氣、解火、消腫的功效；川芎可行氣活血，有袪瘀的作用；白芷可活血排膿、生肌止痛；白附子可散結；香附子和甘松都有行氣的作用；茯苓具有增強免疫力的功效。這些藥材綜合起來，可讓我們皮下的氣血都流動起來，不但能除皺，還兼有美白功效。

　　這個方子的原理是通過使用活血、行氣、化瘀的藥材作用於我們的皮膚，讓皮膚下的氣血都流動起來，氣充足順暢，皮膚就能得到有效地滋養，很多美容問題就會迎刃而解。當然，用一段時間後你還會驚奇地發現，這個方子還兼有美白、除斑的作用。

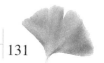

美白──膚如白玉不乾燥，衰老才會晚點到

什麼樣的女人最美麗呢？其實，每個人都有屬於自己對「美」的界定，但是，如果僅從外表上來判斷一個女人的美麗，它必然少不了容顏、身材、肌膚三大要素。常見有些女性雖然五官很漂亮，身材也不錯，可因為肌膚太差，被拒絕在美女的行列。而論肌膚的美，又以白皙最被重視。

女性朋友對於美白肌膚的追求，就像人類對於光明的追求一樣從未停止，可以說，擁有潤滑、潔白的肌膚是每個愛美女士的夢想。可女人的肌膚往往很脆弱，稍不留意就會出問題，於是很多人只好求助於化妝品，想通過抹在臉上的化妝品迅速吸收來達到美白效果，再以遮瑕膏、粉底、粉膏、粉餅等來粉飾美白，給人一種嫩膚的感覺。但誰都知道，這些化學物質抹到臉上、身上，雖然可以讓你擁有暫時的美麗，但傷害可能是永遠的。

其實，美白就像治病，治標不如治本，只有把內在膚質調理好，不讓身體的氣血虧空，肌膚才能展現真正由內而外的自然美白光彩。

駐顏酒：喝出桃花似的臉龐

在一些社交場合，總有女性朋友向我討教美膚的方法。其實，對女人而言，氣血是美容中最重要的物質基礎，氣血充足，膚色才能飽滿紅潤，頭髮才能有光澤；血虛的女人膚色發黃，毛髮乾枯分叉。雖然有人以各種整形手術和化妝品來改變容顏，但這都只是外部短暫的改變，氣血得不到充實，很難擁有標本兼治、內外皆美的效果。

補血養顏的方法很多，如果你對酒精不過敏，可以試試這款補氣

血的駐顏酒，製作方法如下：準備白酒500毫升（酒應是糧食發酵釀製的，不要選擇勾兌的那種），火麻仁20克、枸杞子和生地各30克。將火麻仁搗爛後煮熟，同搗爛後的枸杞子和生地一同倒入酒中，密封起來，一個月後就可以服用。每次臨睡前喝20毫升左右即可。

飲酒過量對健康有礙，但女人平時喝一點酒對健康其實是有好處的。中醫說酒味辛性溫，適量飲用能夠和血通脈、袪寒壯神，古人還將酒作為藥引，用它宣導藥勢，將其他藥物的藥力發揮到最大。女人由於特殊的生理特徵，容易形成血虛體質，這款酒中的3味藥材，都圍繞「補血」這個主題，適合女性飲用。

火麻仁味甘、性平，歸脾經、胃經、大腸經，對現代女性因勞累引起的血虛津虧有很好的調理作用。醫書《唐本草》對它的評價很簡單，就是「主五勞」三個字。何謂「五勞」？指久坐、久立、久視、久行、久臥，平時大家最容易「久坐」，尤其是一些職場女性，常常在電腦前一坐就是一天，如果你經常「五勞」，火麻仁就是絕佳選擇。

枸杞子大家應該都比較熟悉，它不僅可補虛生精、養肝明目、強身健體、滋陰補腎、益氣安神，還有美白養顏、延緩衰老的作用。女人如果熬夜或者看電腦時間過長，吃些枸杞子就能緩解眼睛乾澀，消除頭昏、眼花等不適症狀。

生地有清熱涼血、益陰生津的作用。女人在勞累過度後容易血虛，此時的虛火就會往上焦走，人就會變得心煩意亂，這時就可把生地請過來幫忙。李時珍對生地的評價是：「服之百日面如桃花，三年輕身不老。」由此可見，生地能幫助女人美容養顏、抗衰老。

要補足氣血，還可以從運動和按摩著手，比如選擇瑜伽、太極

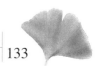

拳、游泳等運動，都能保持血脈暢通；此外，經常按摩頭部、面部也能促進局部的血液循環。日常生活中，要注意休息和睡眠，這是確保有足夠時間生成氣血的重要事項。

當歸做藥，「黃臉婆」也能變「白雪公主」

很多女性朋友乍看是個美人，但仔細一看，又總覺得有些美中不足：臉總是缺少血色，黃黃的；嘴唇顏色也是淡淡的，不那麼紅潤。除了氣色不佳之外，這類女性朋友還普遍比較怕冷，一年四季手腳都是冰涼的，一個人睡時，一夜都暖不熱被窩。

有個不太好的詞可以概括這樣的女人──黃臉婆。哪個女人若是被這樣稱呼，頓時就會覺得人生慘澹，不僅漂亮談不上，一個「黃」字害得人連精氣神也沒了。為了去掉臉上的「一抹黃」，很多人是費盡心思，其實，在中醫看來，「黃臉婆」很多是因為血虛造成的。氣血不暢、毒素堆積是造成皮膚暗黃的根本原因，因為身體內部的問題會直接顯現在臉上。要解決這一問題，僅做表面功夫是遠遠不夠的，必須從身體內部來調理。

中醫學認為，氣與血兩者之間關係非常密切，認為「有形之血，不能自生，生於無形之氣」，從而提出「氣能生血」的觀點。女性想要擺脫氣色不好的命運，首先就要補血，而補血又不能少了氣的作用。

中醫有個著名的補血方劑「當歸補血湯」，可謂是「黃臉婆」的「掃黃」專用湯，因為它既有補血的當歸，又有補氣的黃芪，對改善女性血虛、面色無光的狀態非常有效。當歸的補血作用極佳，中醫婦科方劑有「十方九歸」的規律；而黃芪是補氣的藥，可以固攝血液。

由當歸補血湯衍生出來一個食療方──當歸生薑羊肉湯，很適合

在家製作，方法如下：準備當歸50克，生薑200克，羊肉500克，食鹽適量。先將當歸、生薑洗淨後切成大片備用；羊肉洗淨後切成2公分見方的肉塊，放入沸水鍋中汆去血水後撈出晾涼；將羊肉、當歸、生薑放入砂鍋中加適量清水置文火上煮沸，撈去浮沫，改用文火燉至肉爛，加入食鹽即可。

這個湯的功效在於補陽散寒，除了給「黃臉婆」「掃黃」之外，還可用於產後、腹部冷痛、四肢不溫、腰膝酸冷、免疫力低下等陽虛之人。當歸有種特殊味道，如果是日常食用，不用每頓都加當歸；羊肉本身具有補血作用，如果能長期吃，作用也是不容小覷的。

抗衰小秘方

美白要內外兼修，除了可用食療方調整體質外，還可外用面膜幫助提亮膚色。中藥白芷具有美白、滋潤的功效，可將白芷打成粉浸泡在優酪乳中，或者在白芷粉中加入少量水煎熬成濃汁，拋入壓縮面膜，然後用它敷臉。白芷有促進身體微循環的作用，用它來敷臉，美白效果很明顯。

袪除紅血絲，試試皮膚訓練法

有些女性雖然皮膚很白皙，白到能清晰地看到臉上的紅血絲，嚴重者甚至會像生活在高原的人那樣，顴骨部位是紅的。紅血絲是面部毛細血管擴張性能差、角質層受損或一部分毛細血管位置表淺引起的面部現象，縱橫交錯，如蜘蛛網般分散性分佈，嚴重者會連成片狀，

變成紅臉。這種皮膚薄而敏感，過冷、過熱、情緒激動、溫度突然變化時臉色更紅，嚴重者還會形成沉積性色斑，難以治癒，不僅影響外表的美麗，還會造成心理陰影，給生活帶來極大不便。

對付紅血絲，傳統治療方法多為儀器治療、外用化妝品等，不僅沒有良好的療效，往往會使症狀更嚴重。若能在日常生活中採用正確的方法護理，就可防治和減輕不適症狀。以下介紹一種皮膚訓練法，可改善此症狀：每天洗淨臉後用涼水敷臉，可先從與體溫相近的水敷，之後用涼水，堅持一段時間後還可以提高一點熱水的溫度，並降低涼水的溫度。加大熱水與涼水的溫度差，能夠刺激皮膚，並訓練血管收縮擴張，增加皮膚的彈性。不過，千萬不要用過燙的水，否則容易影響皮脂腺的分泌，令皮膚變得更乾。

紅血絲皮膚比較敏感，一定不要使用含重金屬的化妝品，可避免色素沉積，毒素殘留表皮，儘量使用柔和型的護膚品。還要儘量少更換護膚品，如有需要更換，請先做一下實驗：先把少量外用護膚品擦在耳後，因為耳後皮膚一般沒有過多接觸到外用護膚品，對護膚品比較敏感，一個小時過後如果耳後皮膚沒有出現過敏反應，則可再擦少量在紅血絲部位，如發現過敏或不適，應立即停用。

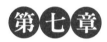

第七章

跨越男性更年期這道坎

　　男性更年期概念提出比女性更年期
的提出要晚，大約是在1939年由一名
叫做海勒的西方學者首次提出。那些肩
負重任的男人，本需要更充沛的體力去
養家糊口，卻被男性更年期攪得身心疲
憊。其實處於更年期的男性朋友，只要
調理好身體，更年期也能平平穩穩地跨
過去。

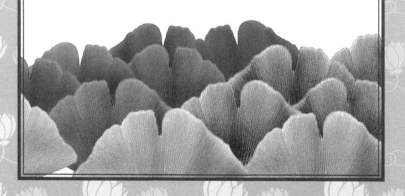

別驚訝，男人也有更年期

中年男人是格外需要被關照的人群，他們承受來自事業、長輩、孩子的壓力，在這諸多壓力下，很多人忽略了自己的身體，以致出現了健康問題。

生活中這樣的男人很多，他們剛過中年，在事業就要攀登上一個新的臺階時，身體卻撐不住了。男人們本想拼搏一下，奈何一天到晚總是提不起精神，身上的小毛病不斷。再過幾年，男人們退休在家，從前的一家之主變成了「宅男」，從前的好男人也成了別人口中的「怪爺爺」。

我有個朋友，不久前從工作上退休，家裡人覺得他退休後像完全變了一個人，情緒反復無常，而且有時倔得很離譜。在家跟老伴吵，出去買菜跟小販吵，去超市跟售貨員吵……如果勁頭上來了，他誰都不服，認為自己永遠是對的。

其實我這位朋友情緒上明顯的反復和變化，就屬於更年期症狀。男人的更年期只是相對於女性更年期的一種普遍說法，如果用醫學術語來說，它叫做「中老年男子部分雄激素缺乏綜合症」。大部分男人在步入50歲之後，睪丸開始萎縮，睪丸所分泌的睪丸素（即雄性中活力最強的部分）含量也會下降。這是男性更年期產生的根本原因，也意味著從前具有充沛體力、健康體魄的男人，開始向另一個年齡段過渡。

這就好比男人們本來坐著一艘快艇，可慢慢的，遊艇的油不多了，他們只好換到一隻竹筏上去。但是換船不是一蹴而就的，在這個過程中，必然會出現顛簸，反映到身體上，就是氣血運行失衡。這也

是為什麼從前的好男人，後來卻變成孫子口中「怪爺爺」的原因。

到了更年期，不管是男人還是女人都會有一些症狀。女人到了更年期往往會渾身發熱，沒事坐著時總愛出汗，脾氣暴躁，月經不規律，這些都是絕經前後的表現。男人的更年期不像女人那樣好判斷，他們通常不會像女人那樣脾氣暴躁，而是表現為倔強、固執，做出一些別人無法理解的舉動。他們自己也會有所察覺，比如很多人會出現性功能降低、肚子變大，胳膊上的肌肉鬆弛，做事提不起精神，總有種「垂暮」的感覺。不過，男人為了不讓別人看出他們的失落，常會做些偽裝，但在一些小事上卻會犯倔。

其實，男人的更年期只不過是從中年期邁向老年期的一種過渡，大可不必過於緊張，雖然情緒上不太穩定，容易波動，但不用為此驚慌。因為每個男人都會經歷更年期，只不過有的人症狀不太明顯而已。

如果你在更年期時常常鬱悶、唉聲歎氣，可用菊花雞肝湯來調理。方法如下：準備銀耳、菊花各15克，茉莉花25朵，雞肝100克。先將水燒開，然後加入適量的鹽、薑、料酒，銀耳和雞肝也同時入鍋；等雞肝熟後，再加入菊花和茉莉花。一定要記住，在快出鍋時再放這兩種花，因這兩種花不可久煮，這兩者都屬於芳香之物，有散開鬱悶之氣的作用，如果煮久了，芳香的氣味會散盡。

陰虛、氣鬱的男人，更年期更難捱

有的男人到了更年期並沒有什麼異樣感，他們在不知不覺中就度過了更年期。其實，更年期的症狀是否明顯，與這個人的體質有很

大關係。一般來說，陰虛或氣鬱體質的男人在更年期情緒變化較為明顯。那什麼樣的人屬於陰虛體質？什麼樣的人屬於氣鬱體質呢？

陰虛體質的人，主要是指濡養人體的津液精血等陰液缺乏，體內陰液如果不足，就好像沒有雨露滋潤的植物，也像缺乏灌溉的土地。如果你平時容易口渴、喉嚨乾、失眠、頭昏眼花，容易心煩氣躁、脾氣差、手足易冒汗發熱等，那你極有可能就是陰虛體質；如果你的情緒不穩定，常常情緒低落，一天到晚總是唉聲歎氣，那麼你就有可能是氣鬱體質。

在青壯年時，如果你有陰虛或氣鬱的傾向，那麼到了五六十歲時，更年期的種種症狀可能就會較明顯地表現出來。想要順利度過更年期，就得在更年期到來之前調好自己的體質，好好預防。

陰虛體質的男人儘量少食溫燥的食物，如花椒、茴香、桂皮、辣椒、蔥、薑、蒜、韭菜、蝦、荔枝、桂圓、核桃、櫻桃、羊肉等，可多吃些酸甘的食物，如石榴、葡萄、枸杞子、檸檬、蘋果、柑橘、香蕉、枇杷、桑葚、羅漢果、甘蔗、絲瓜、苦瓜、黃瓜、菠菜、銀耳、燕窩、黑芝麻等，新鮮蓮藕對陰虛內熱的人非常適合，可以在夏天時榨汁喝，補脾胃效果很好。

那些常常感到鬱悶，總是唉聲歎氣的氣鬱體質者，平時可多吃白蘿蔔、金桔、山楂等解鬱的食物，能夠舒暢心情。以下為大家介紹一個治療鬱悶的方法，平日大家在吃橘子的時候，把橘皮留下，曬乾後就是中藥——陳皮。再把陳皮和兩倍重量的生薑泡在一起喝，就是一劑治療氣鬱的藥方「清氣薑橘飲」。另外，也可泡點玫瑰茶，對舒散鬱悶之氣也很有好處。

蟲草老鴨湯對陰虛體質的男人也很好，不過蟲草太貴，鴨子就比

較便宜，更年期的男人平時單吃鴨子也可以，但要記住「嫩鴨濕毒，老鴨滋陰」，食用時一定要挑選老鴨。

補點海狗鞭，把透支的能量找回來

男人在步入更年期後，無論是成功的商業人士，還是力求精進者，大多會出現一些疲勞早衰的症狀。有時候一連幾天都無精打采，注意力不能集中，記性差，這種情況其實是透支身體造成腎虛，因此感到體虛無力、渾身疲憊。

明代詩人楊慎說過一句至理名言：「服藥千服，不如一宵獨臥。」意思是說，男人想要養生，吃一千服名貴藥方，不如自己獨睡一宿，也就是「保精」。另外，現代社會生活節奏快，工作壓力大，這使得男人的身體長期「透支」，很多男人有腎動力嚴重衰退的情況，對此，可以補點海狗鞭，將透支的能量找回來。

在中醫裡，海狗鞭被稱為「膃肭臍」。據《海藥本草》、《開寶本草》、《本草綱目》等書籍記載，歷代皇親國戚都把海狗鞭奉為「補品中之極品」，大藥店把它作為「鎮店之寶」。

為什麼海狗鞭會有如此神奇的補腎效果呢？看看海狗的生活習性就知道了。海狗多以捕食鱈魚和鮭魚為生，白天在近海遊弋獵食，夜晚上岸休息，除繁殖期外，無固定棲息場所，捕獵一次需走1000公里的路程。每年的春末夏初，海狗進入繁殖季節，成群的雄海狗會展開激烈爭奪雌海狗的決鬥，勝利者則擁有同時和幾十頭雌海狗交配的權利，擔負著生殖繁衍的重任。在長達70天的時間裡，雄海狗不吃不喝，每天要和雌海狗交配30次，每次持續15分鐘。

　　為何海狗的繁殖能力如此強？科學家經長期研究，發現海狗全身是寶，而寶中之寶當數海狗鞭，因其含有超強的「腎活力因數」，它使得海狗腎動力充足，具有非凡的腎功能。

　　那麼，海狗鞭作為一種補腎佳品該如何食用呢？用海狗鞭泡酒可說是最簡單、應用最廣的方法了，一般需準備海狗鞭一根，50度的白酒1000～2000毫升，將海狗鞭切成薄片後浸在酒內，15天後即可喝海狗鞭酒，每次飲用15～20毫升即可。需要注意的是，陰虛火旺之人要慎用。

　　海狗鞭不僅能幫男人找回透支的能量，還能抗衰老。中醫認為，人體在生、長、壯、老的生命過程中，必將不斷消耗能量而傷及腎氣，進入老年階段便出現身體自衰。《素問 陰陽應象大論》說：「年過四十，而陰氣自半也，起居衰矣，年六十，陰痿，氣大衰。」由此可知，腎氣的虛衰是人體衰老的根本原因，故而用海狗鞭補腎就成了一種延緩衰老的良方。

力不從心，站樁幫你快速恢復體力

　　有許多步入更年期的男人事業有成，但人生並非完美無憾。50歲左右的男人身心往往已顯疲憊，再不加以注意，就會迎來頭暈、耳鳴，緊隨其後的是對生命將逝的恐懼。對於處在這樣一個將老未老年齡的男人們，有什麼方法能幫助他們找回曾經的灑脫，或者是生命的第二個春天？

　　這裡為大家介紹一種簡單易學，效果又特別好的方法，那就是站樁。據說，以前各內家拳派在收徒弟時，通常會讓他們先練三年站

椿，雖然每家的站椿要求略有出入，但目的都是通過站椿使氣血暢通。武俠小說中，打通人的任督二脈後，功力就會大增，而站椿與此有異曲同工之妙。以下介紹站椿的步驟：

1.首先，在練習前需要淨二便，鬆開領扣，腰帶不宜過緊。

2.兩腳呈「內八字」形站立，兩膝關節微屈，頭向前微傾，身體自然挺直。

3.小臂抬起，兩手心相對或對胸如弧形，置於胸前10～15公分，排除雜念，思想集中，心情愉快，全身放鬆。

4.兩目垂簾，微露一線之光，注視準頭（鼻尖），意守丹田或足心（湧泉穴），自然呼吸，不可憋氣，逐漸調息至細，腹式呼吸要慢、深、長。

5.舌抵上齶，使唾液不斷增多，可緩緩嚥下，時而提氣縮肛。

湧泉

練功時間，開始以10～15分鐘為宜，稍得要領後再逐漸增加至30分鐘，適可而止，不宜太過。

站椿還有一個入門捷徑。擺好站立姿勢後，身體輕輕下蹲，手掌放在膝蓋上，臀部微翹，就像坐在一個高凳上。膝蓋彎曲不要太深，等感覺做踏實之後，身體再慢慢向後挺直，雙手也從膝蓋沿著大腿內側向上到腹部、胸部，最後在胸前合圓。

現代人的壓力很大，站椿功其實也是一種放鬆的方式。平時，欲望、情緒等雜念總會不自覺地在腦海中盤旋，我們的大腦每天都做了很多無用功，這些無用功必然會消耗身體的營養和能量。雜念雖不可能完全消除，但減少總還是可以的，當雜念減少了，大腦工作起來就會更有效率。

　　站樁時不只是在那站著，還要靜下心來感受身體，看看身體給了自己什麼樣的回饋。當大腦安靜下來不再被雜念煩擾，不再多做無用功時，人體的自我修復能力就能得到更好的發揮。

　　站樁的時間不宜選擇飯後，這是因為身體裡血的恆量是相對的，吃飽後，血液會集中在腸胃中幫助消化，大腦的血量就會減少，所以人吃飽後常會感到很睏。如果這時練站樁功，血液就會重新分配，這雖會使人的精神好一點，但影響了消化功能。吃過晚飯兩個小時後，在20：30～22：00之間可以練習，這時人比較容易進入安靜狀態；或者在早上，先喝杯糖水，然後練習，練習完了吃早餐。

脾氣又倔又怪，甘麥大棗湯可以解憂

　　女人如果心情鬱悶或者遇到不開心的事，可以在男人面前抱怨或者狂哭發洩。在哭的過程中，不良的情緒被發洩出來了。而男人有淚不輕彈，就算打碎了牙齒也只能往肚子裡吞，於是，所有的委屈、鬱悶、抱怨，統統放到心窩裡。男人年輕時的堅強和獨立到了更年期，就化作一種莫名的倔強，給人一種「頑固」的感覺。

　　有的男人退休後找到了自己的一片天地，下棋、養鳥、聽小曲兒，在他們身上看不出什麼更年期症狀。但也有的男人，年少輕狂，中年固執，到了更年期時就變得愈加倔強。男人們應如何擺脫更年期症狀？當身體真的憋出病，心情暴躁無法克制的時候，該怎麼辦呢？

　　別著急，如果你也面臨這樣的困擾，可以試試「甘麥大棗湯」。《金匱要略》說：「婦人臟躁，喜悲傷，欲哭，象如神靈所作，數欠伸，甘麥大棗湯主之。」不過，甘麥大棗湯不僅能治療女人的臟躁，

還很適合大多數深陷更年期煩惱的男人。

甘麥大棗湯的組成非常簡單,由甘草、小麥、大棗組成。有的人可能覺得這三樣東西太普通了,價格也很便宜,真能起作用嗎?別說普通人懷疑了,一些青年醫生也因為這帖藥的組方簡單,看著不像藥,而對其藥效產生懷疑。在此套用一句廣告詞──不選貴的,只選對的。大家可不要小看這幾味藥,雖然都是常見之物,不值幾個錢,但效用真的很好。當然,單吃其中一味藥,效果可能不理想,但組合起來,則既能收斂心氣、安心養神,還能補足脾氣,對於安撫男人躁動的情緒很有幫助。

甘麥大棗湯如何製作呢?準備小麥15～30克,甘草9克,大棗5枚,做的時候先洗淨小麥,漂去浮沫,然後用適量的清水煮這三味藥;用小火慢慢熬,煮沸後去渣就可以喝了,最後還可以把大棗吃掉。

喝湯的時候要注意,不要一天三次跟服藥似的一鼓作氣喝下去,而是沒事的時候就喝幾口,慢慢喝。另外,小麥在農村比較常見,在城市裡不多見,建議可用麵粉代替小麥,一份用1湯匙即可。把麵粉先用涼開水調成糊狀,等甘草和大棗煎好後,再加入麵糊,和勻麵糊就行了。

做甘麥大棗湯時,要結合身心實際情況放入適量的甘草。比如,當煩熱感明顯,手心發熱,口乾舌燥時,可以多用生甘草,這樣既能幫助補虛,又有清熱的作用;如果精神疲憊,整天無精打采,渾身無力,可以用炙甘草,這有利於溫補脾胃,益氣和中,幫助更年期男人擺脫煩躁的心情。

更年期陽痿，不能盲目壯陽

　　男人們到了四五十歲，往往會體力不濟、性欲減退，於是有人求助壯陽藥，有人要求醫師開睪丸素，有人去做手術把陰莖增大，甚至有人通過外遇證明自己「寶刀未老」。其實，有時候陽痿的問題並非出在器官上，很可能只是身體內部機能失衡的一種表現。

　　例如男人如果患上高血壓，就常會出現陽痿早洩的症狀。高血壓非常霸道，它若是高起來，男人的性功能肯定會減退，你如果在這時吃「壯陽藥」，惹怒了高血壓，血壓就會在短時間內更快速地上升，對身體造成很嚴重的傷害。

　　其實，男人陽痿就像我們感冒了會打噴嚏一樣，都是身體的自我保護。不過多數人陽痿後，只想著如何重振雄風，盲目吃壯陽藥。其實身體是非常科學的，它不想這麼做一定有它的理由，如果你不聽警告一再強求，就等於把身體的報警機制破壞了，是一種引火焚身的行為。

　　我在翻閱國醫大師鄧鐵濤教授的醫案集時，發現他曾經在其《閒話偉哥》一文中提到，「偉哥（威而剛）」不是保護身體健康的藥，而是一種引致服藥者「快樂死」的藥。陽痿可能是身體虛弱或者其他病症引起的，此時的根本問題是治好病、養好身體，這樣性功能自會恢復。而服用「偉哥」，就好比病馬走不動了，你不但不治病，還用鞭子使勁抽打，使牠快跑，馬「不死何待」？

　　男人能夠勃起的關鍵在於大量血液注入陰莖海綿體中，就好像一個個小氣球被吹漲起來一樣。不能勃起並不是說這個器官出現了問題，有可能是血液在其他地方瘀堵了，或者是因氣機不暢，不足以令

器官順利充血等原因。這時男人如果服用「偉哥」，就好比給身體內部安插了一名特務，擅自調動身體裡的大量血液，強行注入海綿體中，令男人勃起。

這些藥進入身體後，首先會做的就是在短時間內集中並加快血液的流動。如果身體裡有血栓，那血栓也會被快速流動的血液大軍推動著前行，在遇到細小的血管時很容易卡住，引發中風、腦血栓或者心臟病。中老年人尤其不宜盲目吃壯陽藥，他們本身因為生理機能逐漸老化，需要血液以緩慢有節奏的速度運行，假如突然加快血液流速，對於血管和心臟將會有不小的衝擊。

另外，如果用「偉哥」能勃起，那麼男人可能就會有恃無恐，而不去關心陽痿背後的真正病因，僅用壯陽藥強行完成本不可能完成的任務。雖然這種藥物客觀來看挺管用，本質上卻是對生命的耗損，無異於慢性自殺。所以，男性朋友們不能盲目使用壯陽藥，如果沒有認識到導致陽痿的真正原因，單純用壯陽藥解決陽痿問題，就是在損傷自己的陽氣。

中年男人如果覺得無精打采、身體常感疲憊，可以用溫和的藥材經常性地調理，刺五加就是不錯的選擇。刺五加很便宜，服用方法很多，可以取幾片薄片泡水代茶飲，也可以泡酒喝。當茶飲時，可以把15克刺五加、6克五味子同置茶杯內，沖入沸水，加蓋悶15分鐘後即可飲用，每日1劑。經常服用，能夠補腎強志，養心安神。

趙氏四招，教你拒絕啤酒肚

現如今在街上挺著大肚子行走的已經不限於孕婦了，很多男人

在步入中年後都有了「啤酒肚」。中年人發福是一個必須被重視的問題，因為越來越多案例證實，肥胖是很多高發疾病的重點滋生「土壤」，且男人腰圍越大，性功能障礙發生的機率也越高。

目前，國際上對「啤酒肚」的成因有好幾種說法。有人認為，啤酒肚是營養過剩導致的，也有人認為是營養不均衡造成，還有的人認為啤酒肚是「坐」出來的。其實這些原因都有些片面，從中醫角度來說，脾腎陽虛才是導致啤酒肚的罪魁禍首。

很多人不理解，所謂的「啤酒肚」分明是人太胖而形成的，怎麼又跟脾和腎聯繫起來了呢？這個問題很好回答。很多男人因為事業的原因，需要經常在外應酬，喝點冰鎮啤酒，吃些肥甘厚味，或者其他無節律的生活作息，影響到脾臟的運化功能，造成脾虛不運，水濕痰濁阻滯體內，因而形成了啤酒肚。

脾主土，腎主水，脾虛了，土就少了，克制不了水，再加上有些男人在上了年紀後還不知道收斂，房事過多，造成了腎虛。《黃帝內經》裡講「兩虛相得，乃容其形」，說的就是脾腎都虛了，會使人大腹便便，這也是身體虛弱的一個指標。

那中年男性要如何平坦腹部呢？實際上，拒絕啤酒肚的方法很多，比如平時要睡好覺、及時補充維生素、多吃點醋，等等，而以下是我從多年經驗中總結了幾個行之有效的方法，介紹給大家：

1.少喝或儘量不喝啤酒，尤其是冰鎮啤酒：男人大都喜歡喝點啤酒，不過若想逃過啤酒肚的威脅，啤酒還是少喝為妙。啤酒，也被稱為液體麵包，因為啤酒的營養比白酒更豐富，除了酒精之外，它還含有一定量的糖、蛋白質、氨基酸、微量元素等物質，人體易吸收。而啤酒中所含的酒精會抑制身體對脂類的代謝，這是嗜酒者易患脂肪肝

的原因，也為啤酒肚埋下了隱患。特別是冰鎮啤酒，男人更要敬而遠之，否則寒涼入脾，更容易出現啤酒肚。已經有啤酒肚的男人，如果能堅持三個月不喝冰鎮啤酒，啤酒肚就會明顯變小。

2.注意節制房事，不可太過：性生活過頻對腎的傷害想必大家都知道，只要節制性生活，就可為打敗啤酒肚助一臂之力。

3.最方便的減肥食物——穀芽山楂粥：準備山楂50克，酸梅5顆，穀芽50克，麥芽50克，加入8碗清水煮45分鐘，最後加入冰糖融化即可。有啤酒肚的男人通常消化功能較弱，以致食物殘渣充斥腸胃之間，而穀芽山楂粥能夠消積導滯，減脂降脂，最宜食積不化的人服用。

4.便宜而有效的中成藥——參苓白朮丸：參苓白朮散源自宋代，由人參、白朮、茯苓、炙甘草、陳皮、山藥、炒扁豆、炒苡仁、砂仁、蓮米、桔梗、大棗等十二味中藥組成。它最初是散劑，所以叫做「參苓白朮散」，現在已有更方便使用的丸藥，這款中成藥能補脾養中氣，適合脾胃不好、有啤酒肚的男人服用。

5.練習「蛙跳」：這可以鍛煉肌肉，蛙跳有行進蛙跳、原地蛙跳、原地順時針轉圈蹦等，練習蛙跳時要注意以下事項：最好在膠木地板上做蛙跳；以跳3～5分鐘休息一次為宜；不要吃得太飽時跳；跳的時間每天最好不要超過半個小時。

兜腎囊，找回年輕時的激情

房事可說是夫妻生活中必不可少的內容，良好的性生活不但能增進夫妻感情，對雙方的身體也有好處，不過人年紀大了總有力不從心

的時候。我認識一位老總，50多歲了，夫妻性生活很不和諧，常常前戲都折騰半天了，可自己還是「一蹶不振」，這位老總感慨道：「房子有了，老婆有了，孩子有了，票子有了，但半條命沒了。」

像他這樣性欲降低的情況在更年期是比較常見的，這段時期的男性雖然也有性需求，奈何總是有心無力。有的人在出現陽痿時會吃一些壯陽藥，也有人會找醫生仔細診斷，實際上在性愛養生中還有一種不用吃藥的方法——兜腎囊。這個方法對於中年男人因腎氣虧損造成的陽痿有很好的保健作用。

男人的兩個睾丸與男性的性功能、生殖能力及身體健康有著密切的關係，古人將刺激睾丸的功法統稱為「兜腎囊」。有的人可能要問，睾丸怎麼成了「腎囊」呢？實際上，在中醫看來，睾丸與腎同源，有「外腎」之稱，而睾丸又位於陰囊中，所以便將睾丸與陰囊統稱為「腎囊」。所謂的「兜」，是指用手兜住腎囊向上托舉，這個動作很像我們平時從水裡撈東西的姿勢。

現在介紹一下「兜腎囊」的具體方法：做這個動作之前，要先把手清洗乾淨，然後躺在床上，取半仰位；雙手手掌對搓3～5分鐘，待到兩手搓熱後，用右手托住整個陰囊，拇指可以輕按在陰莖處，左手則貼在腹部的毛際處；兩隻手一起向上用力，右手將陰囊向上兜動，左手同時沿著小腹向上推摩至肚臍處；連續做60～100次後，換手，採用同樣的方法繼續做60～100次。

明清時期丹道名家張三豐在其著作《金丹秘訣》中，也認為「兜腎囊」有生精壯陽固腎的功效，並記有一套口訣：「一擦一兜，左右換手，九九之功，真陽不走。」這個動作可以選在睡前練習，或是晚間8至10點之間。初次練習時，用力要輕，次數可根據情況酌減，但練

習一段時間後，用力可以稍大，次數亦可增加。堅持練習半個月，就能見到效果。

除了「兜腎囊」之外，另外還有三種鍛煉方法，大家可酌情練習。

方法一：一手撫小腹，另一手抓拿睪丸，一抓一放為一次，連續做60～100次，然後換手，以同樣方法再做一次。

方法二：一手掌面緊貼丹田，另一手握陰莖和睪丸向上、下、左、右提拉各30次，然後換手再做一次。

方法三：兩手掌夾持陰莖，逐次加力，來回搓動100～200次。做時不要憋氣，要放鬆肌肉，意念集中，切忌胡思亂想。

「兜腎囊」之所以能有壯陽固精的作用，一是因為它直接作用於睪丸，而睪丸是男人的「外腎」，當睪丸受到刺激時，自然也能對腎有保健的作用。實際上，現代醫學也認為，對睪丸按摩能夠促進局部的血液循環，促使睪丸產生睪丸素等雄性激素。這除了能增強男人的性功能外，還能增加蛋白質的合成作用，令男人身體健康、精力充沛。另外，「兜腎囊」時重點部位在前陰部，這一位置是肝經、腎經、任脈的聚集之所，按摩刺激時，能夠達到「一石三鳥」的目的，對於通暢經脈、調節氣血等，都有著不可估量的作用。

值得注意的是，未婚青年不宜練「兜腎囊」，它較適合中老年男性朋友。因為年輕人本身腎氣就比較充足，如果再強腎壯陽，可能造成性欲過旺，影響身體健康。如果陰部有濕疹、皮膚炎等病，也不宜練習此法。

身體虛了，試試國醫大師的進補方

處於更年期的男人是人生中最鼎盛的時期，同時也是壓力最大、精力耗損最嚴重的階段，很多人在繁重的工作壓力下出現了健康危機。男人要想在沒完沒了的應酬中依然精力充沛，就必須對自己的健康有可持續發展的規劃。

有的男人雖然認識到進補的重要性，但如果不懂進補之法，身體就會出現越補越差的情況。因為補藥不是萬能的，一般都有特定適應範圍和臨床指症，只有對症下藥方能見效，否則就會南轅北轍，損害身體健康。補益的方劑大體可概括為補氣、補血、補陽、補陰四大類。以下對需要進補的男人們推薦幾個補方：

1.四君子湯：男人大多都是家裡的頂樑柱，在外奔波勞碌，工作壓力大，很容易氣虛，導致精力不足、體力不佳，四君子湯出於《太平惠民和劑局方》，它能幫助男人抵抗疲勞，使精力充沛，其藥方如下：人參（或黨參）12克，炙甘草5克，茯苓、白朮各9克。原方各藥等分，為粗末，水煎服，每服6克，每日1劑；或做丸劑，每日2次，每次6～9克（何氏用法）。

四君子湯為補氣名方，它溫補而不燥熱，補益卻不峻猛，有君子之德，所以用「四君子」來命名。這個藥方專門治療人體因內外因素而導致的脾胃虛弱，以及由此而引起的一系列疾病。如果你常感到自己喘不過氣來，跑幾步就氣喘吁吁；如果你的面色萎白，平時總覺得渾身無力；如果你吃得少，消化不好，而且大便不成形；如果你先天體質虛弱，或者大病之後脾胃不和，這時都可服用四君子湯。

四君子湯主要通過補養人的後天之本，來達到養先天之本的目

的，或者我們可以理解為它能提高人體的免疫力，讓我們在生病時身體能夠更快地恢復健康。

2.歸脾湯：歸脾湯出自《濟生方》，藥方如下：人參（或黨參）、黃芪、白朮、茯神、酸棗仁、桂圓肉、當歸各9克，木香、遠志各6克，炙甘草 5克，生薑3片，紅棗5枚。水煎服，每日1劑，分2次服。

歸脾湯為補血名方，具有補血養心、健脾益氣的功效。一提到補血，很多人覺得那是女人該做的事情，實際上，現代社會壓力大，當男人焦慮、疲勞、食欲不振時，也可用歸脾湯調理身體。有的男人因為食欲不振而出現心悸、心慌等症，這時也可用此方。為什麼這麼說呢？因為氣血不足，養心的能力就會減弱，而氣血從脾胃運化的水穀精微中來，所以吃得少就沒有足夠的氣血養心，人就會出現心悸、心慌的症狀。另外，失眠健忘、夜有盜汗以及神經衰弱等屬心脾兩虛者，都可用本方。

3.平補養心湯：這是國醫大師何任教授按照中醫古方精神擬成的平補養心方，其方如下：炙甘草9克、淮小麥30克、大棗10枚、百合18克、乾地黃15克。水煎服，每日一劑，分2次服。這個藥方具有補養心腎、安神和中之功，如果男人有神情不安、易感易怒、心煩意亂、思慮過度、頭昏失眠等心臟神經官能症時，可以服用本方。因為這個藥方能夠養心、安心，所以不管男女，患有更年期綜合症時皆可採用，效果很不錯。

第八章

告別老態龍鍾，重回青春時代

　　不少人到了花甲之年，會出現老態
龍鍾的樣子，歸納起來，有如下表現：
眼花耳聾、兩腿無力、牙齒脫落、皮皺
肉鬆、尿失禁等，雖然長生不老只是人
的一種夢想，但老態龍鍾可以通過我們
的努力而改變。如果您羨慕那些經歷風
月，卻仍健健康康活到天年的老人，請
牢記本章的方法。

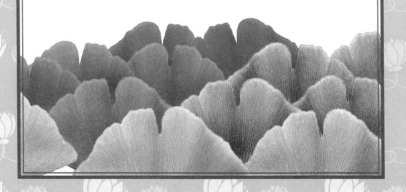

自製抗衰延年酒，喝出你的年輕體態

藥酒具有補陰、補陽、補元氣的功效，能夠增加人的抵抗力，有助於抗衰老，但市售藥酒許多價格都太貴了，要是能自己製作就能節省很多經費，也能確保成分質量。以下就介紹老年保健專家瞿承方先生的一個藥酒方。

首先，要在楊梅上市的季節買250克楊梅，和200克紅棗和枸杞子一起浸在2升的大麴酒中，兩周後即可啟用。逐日取出楊梅、紅棗若干來吃。

第二步，在剩餘的果酒中加入白參200克、黃芪200克、杜仲150克、當歸150克、冰糖適量，浸泡1個月後就可以在每晚臨睡前取出兩湯匙藥酒（約20毫升），再加溫開水40毫升一起服用。

白參是人參的一種，它是將栽培六七年之後的東北參挖出，摘去參蘆，洗淨後直接曬乾而成的，因此也叫生曬參。白參的藥性比較平和，不溫不涼，有很好的補氣作用。藥店中的白參有的貴得離譜，有的卻非常便宜，雖然大家常說「一分價錢，一分貨」，但是在挑選藥材時最好能掌握一些竅門，這樣才能真正做到「物有所值」。挑選人參的時候，要看它表皮的橫紋，橫紋越多，品質越好，一般而言，只要一公分之內能看見一兩圈橫紋，就是還不錯的人參。

買好白參、黃芪、杜仲和當歸後，最好能讓藥店將其搗碎，這樣容易泡出汁；或者在酒中浸泡三四天後，取出切成薄片再放進去。人參能大補元氣，黃芪能改善心肌及心率，當歸有活血功用，杜仲能增強肌力、防止動脈硬化，枸杞子則能明目補腎。瞿承方先生自言：「我服用了自製的這種藥酒後，感到既能助眠，又能助腳力、視

聽力、記憶力，並能改善尿頻、尿急的症狀，增加免疫力，減少疾病。」

自己配這種藥酒，既能夠靜心挑選藥材，又能根據個人的不同情況控制藥物的濃度，所以配置出來的藥酒效果會很好。不過，在配置藥酒前，最好能找專業的醫師作鑒定，看自己是否適合飲用這種藥酒。

國醫大師告訴我的明目秘方

許多人在上了年紀之後，非常容易患白內障；先是一隻眼睛看東西模模糊糊，再過一段時間，另一隻眼睛可能也會變成這樣。白內障幾乎已經成為威脅每個老年人的疾病，有的人不得不去動手術。實際上，在疾病初期我們完全可以做一些保健操，預防患上白內障。

素有「神針」之稱的國醫大師賀普仁教授在80多歲時，仍活躍在針灸治病的第一線。賀教授雖然年紀大，但扎起針來依然又穩又準，他之所以能做到這一點，除了手上有功夫之外，就是眼神出奇得好。其實，賀老早年曾經得過白內障。

那是在30多年前，51歲的賀教授作為國際醫療援助隊的成員，到非洲某國家工作一年，去之前眼睛還好好的，回來之後就出問題了，看什麼東西都覺得模糊。為什麼原先那麼好的視力會突然變壞呢？原來，非洲的氣候炎熱，人特別容易出汗，而汗是血的一部分，目得血而能視，血供應不足視力必然會下降。後來經過檢查，才知道這是輕度白內障。在當時的條件下，白內障沒有什麼特效的治療方法，只能等徹底失明後，動手術換個晶體。賀老不想挨這一刀，便開始用中醫方法調理自己的眼睛。

賀老的方法很簡單，就是閉著眼睛，轉動眼球，開始先順時針轉36次，然後逆時針轉36次；轉完眼睛之後，再用食指按住承泣穴（目視正前方，黑眼球正下方，眼眶骨上的這個點即是），反復揉搓。憑藉這兩種小方法，賀老不僅治好了白內障，而且使眼睛比同齡人好得多。賀老指出，這種方法不僅能治療白內障，對老花眼、近視眼都有調理和預防的作用。

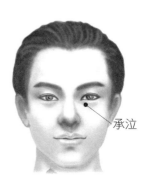

承泣

為什麼只是轉眼睛和按承泣穴就能有如此神奇的護眼效果呢？中醫講「目受血而能視」，這個「血」不僅指血液，還包括由血液化生的各種營養物質，比如眼淚等。眼睛要不斷得到這些物質的濡養，才能保持和提高視力，而轉眼睛可以疏通絡脈，去除瘀滯，使眼睛更順利地得到「血」的滋養。與此同時，承泣穴是胃經最靠近眼睛的穴位，而中醫講「脾胃是後天之本，氣血生化之源」，也就是說，由脾胃化生的氣血最多，所以按揉這個穴位能夠使脾胃生化的氣血更多地注入眼睛，保持視力。眼睛得到更多氣血的濡養，不僅使晶狀體沒有瘀滯，也不容易變形，對預防白內障和老花眼、近視眼都很有幫助。

除了賀老的方法之外，國醫大師唐由之教授也有自己的獨門絕活。唐教授是眼科研究領域的專家，對於老年性白內障，他認為可根據明目治障湯加減進行治療。藥方是：枸杞、穀精草各10克，菟絲子15克，五味子8克。水煎服，每日1劑。枸杞、穀精草、菟絲子和五味子，四者在一起具有平補肝腎、益精明目的作用。唐老介紹，用這款藥方時可根據病情進行加減，比如有肝鬱的老年人，可加入柴胡、當歸、白芍；脾虛者，則可酌量加入黨參、黃芪、炒白朮等藥。

作為一名眼科醫生，唐老也向大家提供了一些保護眼睛的辦法。

首先，很多人在步入老年後，比以前有更多時間看書、學習，這時一定要保證光線充足，在傍晚和清晨要早點開燈，光線最好從自己面前的左上方照射到書桌上，這樣一是能保證光線充足，二是在書寫時能夠避免手遮擋住光線。

其次，雖然我們強調保護眼睛要光線充足，但光線也不能太強，尤其是戶外活動時，如果光線太強不妨戴上太陽眼鏡，給眼睛加一層保護膜。

再次，注意眼睛的遠近調節，比如在看書、讀報、看電視時，45分鐘左右後要向遠處眺望一會兒，緩解眼睛疲勞。雖然這是老生常談，但還是要強調一下，人們熟知的養生知識如果不去遵守，再好的方法也是無用。

最後，大家要注意眼部衛生，避免用髒手揉眼，尤其是在做眼部保健操時一定要注意手部的清潔。

菊花延齡膏──來自宮廷的眼科秘藥

古時將菊花雅稱「延壽客」，民間還稱之為「藥中聖賢」。菊花有「久服利血氣，輕身耐老延年」的作用，《神農本草經》中也將它列為「上品」。作為藥用，歷代醫家均認為它可以疏風熱、清肝火、明頭目，對於風火肝熱導致的頭痛眩暈，目赤脹痛等均有很好的療效，因而從古到今菊花的使用率很高。

據說，漢代時後宮妃子常以菊花釀製「長壽酒」。秋天是萬木凋謝的時節，而菊花卻依然能旺盛地成長，可見它有天地的真氣，藏著

讓人延年益壽的元素。詩人陶淵明也曾在詩中提到菊花，謂之「解制頹齡」。

實際上，菊花是入肝經的，而肝經與眼睛的關係相當緊密。《黃帝內經》裡有「目得血而視」的說法，這裡的「血」指的就是肝血。「肝開竅於目」，我們的雙眼依靠肝血的補養才能看清東西，如果用眼過度，會令肝血虧虛，虛則生熱，不但會視物模糊，還會出現眼睛乾澀的情況。所以，菊花對緩解眼疾很有幫助。民間也有「菊花二朵一撮茶，清心明目有壽加」的諺語。

說了這麼多，菊花延齡膏該怎麼做呢？方法如下：準備菊花500克，蜂蜜300克。先將菊花在水中浸泡2小時，加熱後煎煮，每隔1小時取煎汁1次，共取3次後併煎汁，繼續熬煉濃縮，至呈膠飴樣時兌入蜂蜜。熬至滴水成珠，膏成，離火冷卻，裝瓶備用。每次服2～3湯匙，每日2～3次，白開水沖服。

在製作時需注意，等到蜂蜜冒出均勻的小泡後，用一根竹筷子沾一滴蜂蜜滴入涼水中，如果蜂蜜不散開直接沉到水底，就是「滴水成珠」了。

這個方子原本是清宮御醫為慈禧太后所擬，用來治其「肝經有火，肺胃蓄有飲熱，氣道欠舒，目皮艱澀，胸膈有時不暢」。根據《慈禧光緒醫方選議》的介紹：「此類方藥對老年人眼疾尤為適宜，現代醫學研究亦表明本藥有明顯擴張冠脈、增加冠脈流量、減少心率、增加心臟收縮力的效用，其具有長壽效用當屬可信。」老年人多有心血管系統老化、功能障礙等問題，服用這一藥方也有保健功效。

叩叩齒、咬咬牙，強壯牙齒不鬆動

「人老了，咬不動了」，常聽到身邊的老人在吃蘋果、梨等硬一些的食物時，發出這樣的感慨。的確，人的衰老從牙齒的變化中就可以體現出來。中醫上講「腎主骨，齒為骨之餘」，年輕時腎氣足，牙齒堅硬而密實，年老之後腎氣漸衰，牙齒也開始鬆動。

許多人認為牙齒出現鬆動後難以恢復，只能等著它變得更鬆之後「一拔了之」。實際上牙齒不能輕言拔除，保留自然牙有利於口腔系統的穩定和健康。對於這種老年人常見的小問題，中醫裡有種非常好的保健方法，那就是叩齒加咬齒。

叩齒和咬齒是中醫養生按摩的一種傳統方法，也是牙齒保健的一種有效措施。古人就有「清晨叩齒三十六，到老牙齒不會落」、「朝夕琢齒齒不齲」等說法。現代科學也證明，在做叩齒和咬齒動作時，能夠刺激牙體和牙周組織的神經、血管和細胞，促進牙體和牙周組織的血液循環，增強其抗病能力。具體做法如下：

第一步是叩齒。早晨醒來後，先不說話，閉目靜心，摒除雜念，口唇微閉，然後上下牙齒發出有規律的叩擊。叩齒有兩個動作，先將下頜骨向前方稍推移，使上下門牙的咬合面能夠靠接，上下門牙叩擊20～100次。然後將下頜骨後縮，使上下臼齒的咬合面能夠靠接，上下臼齒互相叩擊20～100次。力度可根據牙齒的健康程度量力而行。

第二步就是咬牙的動作了。雙唇緊閉，將上下牙齒緊緊地咬在一起，用力一緊一鬆，咬牙時用力，鬆開時上下牙齒並不分開，如此反復30次。

有的人牙齒鬆動比較厲害，可以先單獨練咬牙的動作，等牙齒稍

微固定後再加上叩齒的動作。

這兩步做完後，就可以攪舌了。舌頭從門牙的中央開始，先向左繞20周，之後再向右繞20周。這時嘴裡的津液會增多，先不要嚥下，等攪舌運動做完之後，像平時漱口那樣將嘴中津液鼓動20下左右，分三口嚥下去。

在大小便時也要注意將鬆動的牙齒稍微咬緊，不可說話，這樣堅持一個月左右就能收到很好的作用。

另外，牙齒鬆動、脫落與牙齦有很大關係，所以平常可通過按摩牙齦來避免牙齦萎縮，這也是護齒的一種方法。方法如下：在刷牙前洗淨雙手，然後將食指或中指伸到牙齦處，來回移動按摩3分鐘，然後再由牙根部向牙冠部滑動按摩，每處牙齦都要按摩到位。

耳鳴、聽力下降，給耳朵做做按摩

在人的面部器官中，耳朵可謂是最缺乏表情的了，不過耳朵的功能絕對不可小覷，俗話說「一聾三分癡」，可見耳朵對人的重要性。

人老了之後，耳朵也會跟著搗亂，耳鳴就是常見的一種症狀。什麼是耳鳴呢？就是在別人聽不到的情況下，自己能聽到的嗡嗡聲、嘶嘶聲、鈴聲、轟鳴聲或者其他複雜的聲音。這些聲音並不是固定的，有時像風吹起紙片，有時又像飛機起飛時的轟鳴聲；睡著時情況會好點，但清醒時周而復始的嘈雜聲往往給人很大壓力，有的老人為此還患上了抑鬱症，甚至出現自殺傾向。

中醫認為，老年人耳鳴、聽力下降主要是由於老年人肝腎虧虛造成的。我們經常說「年老氣虛」，其實主要就是說腎氣虛。為什麼腎

虛與耳鳴、聽力下降有關呢？

首先，腎為人體的先天之本，腎陰腎陽是全身各個器官的陰陽之本，所以，若腎氣虛了，全身器官的能源供應就會跟不上，器官的功能自然就下降了。因此，補腎就是增加全身器官的「能源」，腎氣充足了，力量強大了，耳朵就能多獲得一些氣血，供維護其功能之用。

其次，中醫認為，人體的五官九竅都和不同的臟腑有著密切的聯繫，而耳朵和腎的形狀十分相似，因此，腎主耳，耳為腎之外竅。老年人腎中的精氣隨著年齡的增長逐漸衰弱，耳朵得不到足夠的精氣濡養，就會出現耳鳴、聽力下降的症狀。

因此，要治療老年人耳鳴、聽力下降，關鍵在於補腎。湧泉穴、太溪穴都是補腎的重穴，只要每天在家裡按揉兩側太溪穴、湧泉穴3～5分鐘，一周之後，耳鳴的症狀就能得到緩解。

另外，我們也可嘗試給耳朵做做按摩，以達到「耳聰目明」的效果。

1.揉耳：兩手捂住耳朵，掌心對著耳郭，然後從後至前，再從前至後輕揉耳郭。

2.鑽耳眼：食指分別輕輕插入兩側的耳孔內，就像鑽井打水一樣，在耳孔內轉動，注意均勻用力，切勿劃傷外耳道皮膚。

3.掐痛點：在耳郭上尋找痛點，然後用指尖進行掐捏，這是因為身體的疾病會在耳郭的相應部位出現敏感疼痛點；也可從耳郭到耳垂，再到耳屏，進行依次掐按。

4.拉耳垂：拇指和食指一起捏住耳垂後，進行反復搓揉，並不時向下牽引耳垂，力量以不使耳根及耳郭疼痛為限。

老年斑不是壽斑，冬瓜、大蒜來祛除

若是問起年齡的「洩密者」，大概除了皺紋，就是老年斑了。這種黑褐色的斑點，剛出現時顏色比較淡，時間一長就會變黑，而且形狀大小不等。有的人將老年斑稱為「壽斑」，不過研究發現這個稱號並非名副其實；還有的人認為老年斑最多就是影響容顏，加重了心理負擔而已。然而隨著醫學研究的深化，人們發現老年斑其實是人體內臟衰老的象徵，能揭示出很多健康的問題。

有個朋友的父親滿臉的斑斑點點，我很擔心，便讓朋友為父親檢查一下其他地方是不是也有老年斑，結果發現，在他後背出現成片的老年斑。老年斑是一點點增加的，如果是短時間內大面積出現，可能是內臟腫瘤的跡象。在事情還沒確認之前，我委婉地告訴朋友最好儘快給父親做個健康檢查。兩周後接到朋友的電話，檢查結果顯示老爺子患上了胃癌，幸虧發現得早，能夠得到及時的治療。

看到這樣的例子，有老年斑的朋友也不要太恐慌，畢竟這樣的機率比較小。只是提醒大家，在老年斑突然大量出現時不要掉以輕心。如果褐色的老年斑突然顏色變深、出現破潰或破潰處長時間不癒合，都說明有病變的可能，要儘早到醫院進行全面檢查。如果是一般的老年斑則不用治，但不要刻意抓撓，以免引起炎症。當然，有的人覺得老年斑有礙觀瞻，以下為大家介紹幾種淡化老年斑的方法。

這是中日友好醫院皮膚科副主任白彥萍女士在電視中介紹的，我算是借花獻佛。

方法一：準備冬瓜2公斤，黃酒1公升，水1公升。將冬瓜切丁放入砂鍋內，加入黃酒和水，先用大火將冬瓜煮爛，撈出晾涼並濾汁，

再將冬瓜汁倒回鍋中繼續熬製變稠即可。熬製品可放入冰箱保存，每晚潔面後塗抹一些當面膜，晾乾後不要洗掉，等第二天起床後再清洗。

方法二：冬瓜去皮去瓤後，放在榨汁機中略打幾下，做成冬瓜泥，敷於老年斑處，能長期使用。

方法三：將生大蒜切片後，拿起一片輕輕擦老年斑處，直到發紅即可，每天使用1～2次。

除了這三種方法外，常拍手背也有阻止老年斑發展的作用。手背為陰陽兩經會聚和交接處，經常拍打可調和陰陽，疏通經絡，加速血液循環。方法如下：左手拍打右手手背3～5分鐘，反之，右手拍打左手手背3～5分鐘；每天早晚各一次，白天如能增加一兩次效果會更好。坐著、站著、邊走邊拍都可以，重要的是能夠持之以恆。

對於局部的老年斑，也可通過自我按摩的方式來消除。用拇指和食指捏緊患部，用力往相反的方向拉放，力度以不捏破表皮為宜。經過這樣一拉一放，老年斑的周圍會呈現出充血或紫紅色狀態。之後則每天用手指輕輕按摩多次（次數不限），使皮下的微細血管經過按摩得到疏通，老年斑也將得以逐漸減輕或消除。

老去自添腰腿病，板栗幫您增氣力

金秋十月，大街時不時飄著糖炒板栗的香味。板栗素有「乾果之王」的美譽，在城市裡長大的人，可能從未見過栗子的原生態面目，它的外觀很像一個拳頭大小的碧綠色刺蝟，渾身是刺。如果腳上穿的是硬底鞋，可以向它跺一腳，然後再用鞋底前後揉搓幾下，栗子

就會裂開，露出一窩光潔的果實，這時看到的栗子才是我們平時所見的模樣。

生板栗剝開外殼後，裡面的果仁呈金黃色，果仁脆甜可口；熟板栗吃起來就更加香甜醇厚、細膩綿軟了。而板栗不僅吃起來可口，養生功效也一直很受重視，唐代醫藥學家孫思邈就說板栗是「腎之果也，腎病宜食之」，食用板栗時一定要細嚼慢嚥，且要堅持一段時間才能看出效果。

人到老年後，隨著陽氣的衰退，很多人都會出現腰膝酸軟、四肢疼痛，以及牙齒鬆動、脫落的症狀，這些都屬於腎氣不足的表現。調理時可從補腎入手，及早預防，而食用生板栗就是可行的方法。相傳，古時候有個人患了腿腳無力的病，一次偶然的機會他在板栗樹下吃了一些栗子，不多久就感覺腿腳有了力氣，走出了好遠一段距離。

唐宋八大家之一的蘇轍，也曾用食用生板栗的方法來醫治自己的腰膝酸軟，並做詩一首：「老去自添腰腿病，山翁服栗舊傳方。客來為說晨興晚，三嚥徐妝白玉漿。」在這首詩裡，蘇轍告訴老人們食用板栗補腎的科學方法：每天早晨和晚上，把新鮮的栗子放在口中細細咀嚼，直到滿口白漿，然後再慢慢吞嚥下去，這樣能收到更好的補益治病效果。《千金方 食治》中在介紹栗子時也說：「生食之，甚治腰腳不遂。」同樣強調了「生吃」這一用法。由此也提醒大家，一般市面上的糖炒栗子雖然好吃，但補腎功能大大不如生板栗。

已經步入中老年的朋友，如果每日養成早晚各吃風乾生板栗5～10枚的習慣，就可以達到有效預防和治療腎虛、腰酸腿疼的目的。需要說明的是，脾胃不好的人生食板栗不宜超過5枚。

抗衰小秘方

　　關節痛是很多老年人的困擾，以下為大家介紹一種可緩解關節痛的運動。首先，兩腳平行分開與肩同寬，兩掌心慢慢由內轉向外，雙臂緩緩抬起，掌心向上，經身體兩側舉至頭頂上方，掌心相對，間距尺許。腿、臂以及身體儘量保持伸直的姿勢（初練時不易做到），同時抬頭目視頭頂天空極遠處，並盡力將頭往後仰。稍停後，兩掌心再轉向前，緩緩彎腰向前向下，頭與手臂保持同步向下，臂與腿儘量伸直，目光隨著掌的移動由天空慢慢收回，由遠及近看向地面。當手指接近地面時，兩掌向裡彎成鏟形沿地面向身體收攏，穿過兩腳間與腳跟平；然後頭與身體緩緩同步抬起，兩掌如抱球狀向腹部丹田收攏，目視前方。稍停，雙手恢復預備式。此為一遍動作，可繼續練第二遍、第三遍，多練習對身體更有益。

腰酸背痛，試試伸直膝蓋走路

　　有些人因為長年伏案工作，在年老之後腰椎受損情況往往比較嚴重，有的人甚至坐不了多長時間，腰椎就會痛不可忍，一定要站起來走動一下才會舒服。

　　老人如果能夠伸直膝蓋慢走幾步，對於防止腰部酸痛很有幫助。這個方法看起來很簡單，裡面卻蘊涵著深刻的道理。走路時腿部支撐著我們身體的重量，在上半身的體重與腿部之間，依靠腰椎傳遞

這個重量，而腰椎間盤又通過骨盆將上半身的體重傳到腿上。反過來，如果我們能夠以某種方式來鍛煉腿部，自然也能刺激到腰部，讓腰部肌肉和腰椎間盤得到合理的鍛煉。長此以往，腰痛的問題也就得到解決了。

在伸直膝蓋行走時會發現，大腿的後側會變得酸痛。瞭解經絡的人應該知道，大腿後側是膀胱經經過的地方，膀胱經從足後跟一直循行到後背，在我們伸直膝蓋走路時，從足跟到臀部都感覺加倍用力，這無疑是在刺激整個下半身膀胱經的氣血運行。經穴裡有句話說「腰背委中求」，也就是說腰背的疾病大部分可通過膀胱經上的委中穴來調理。

其實，伸直膝蓋走路和按摩膀胱經上的穴位有異曲同工之妙，它同樣可以刺激膀胱經，讓氣血運行得更加通暢，從而排除體內的毒素，活化腰部滯留的瘀血，緩解腰部疼痛。

雖然有些老人很注重運動，但對大多數老人而言，在家待著的時間最多，由於肌肉活動少，所以腰背肌肉疲勞、僵直、酸痛的現象很常見，因而伸直膝蓋走路還是很值得一試的。

為了防止腰痛，老年人可選擇一段特定的時間專門練習，要和平時的散步區分開。走路時膝蓋一定要伸直，走得要有勁，時間從20分鐘到1小時都可以。如果一次難以有很多空閒時間，也可以一天走兩、三次，將時間平分。若能長期堅持，不僅可解決腰痛的問題，還有利於腎的保健。不過，這種鍛煉方法只針對腰部肌肉酸痛，如果是腰椎出了問題，還是要通過按摩、針灸或牽引的方法來解決。

抗衰小秘方

　　腰部肌肉可謂是全身最強壯的，女性的肌肉層比較薄，平時可以練練壯腰功，或者用按摩的方式緩解腰部疼痛。如果是男性腰痛，一般的按摩和推拿力度不容易滲透進去，此時可採用揉腹的方式。稍微用點力，可能會覺得後背腰酸，繼續揉按幾十下，對慢性腰背痛很有好處。

老人夜尿多，艾灸關元、氣海和神闕

　　有位75歲的陳大爺告訴我，他兩年前晚上小便的次數增多了，先是一晚上兩三次，那時還沒太在意，覺得老了，也正常。但現在次數越來越多，經常一晚上起夜四五次，尤其是冬季更頻繁。本來他和老伴就睡眠淺、容易醒，經過這樣的折騰，睡覺的時間更少了，而且經常在醒來後就睡不著了。

　　經過分析，我認為陳大爺是腎陽虛虧造成的。剛好他家中備有艾炷，於是便現場為他進行了艾灸。後來得知，陳大爺夜尿頻多的毛病只一個月左右就慢慢好了，現在晚上有時候能一覺睡到天亮。以下將這個方法與大家分享。

　　取關元（下腹部前正中線上，肚臍下方3吋）、氣海（肚臍正下方1.5吋），神闕（肚臍中央）三個穴位，將艾條點燃後，對準穴位，艾條在距皮膚約1寸左右處施溫和灸，以局部感到溫熱、泛紅但不致燙傷皮膚為度。艾灸的順序依次是關元、氣海、神闕，每穴艾灸15分

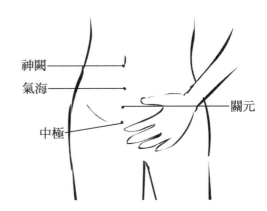

鐘。隔日治療一次，以一個月為一個療程。一個療程之後，需要休息兩天再繼續下一個療程，或者出現上火情況時也應如此。

老年人隨著年齡增長，膀胱的彈性降低，貯尿量減少，因此在天冷時小便的次數會明顯增加，給生活帶來很多不便。晚上起夜，如果一次兩次還算正常，但假如在夜間未曾飲水的情況下，頻繁起夜，則一般屬於腎陽不足。

中醫認為，陽化氣，陰成形，水液在進入人體後，只有氣化成「氣」才能被人體吸收利用。腎主水，腎陽不足，水不能化氣，則直接排出體外，而夜間屬陰，陽更會不足，因此腎陽虛的老人會在夜間出現尿頻的情況。對於這種情況，必須溫補腎陽，而艾灸無疑是大家在自我調理時最簡便的方法。

 抗衰小秘方

　　小便時咬緊後槽牙有固護腎臟、健身延年的作用。因為腎主骨，而牙齒是腎經的外觀，它的固攝力最強。咬牙時，一定要記住咬的是後槽牙，力度要「腎齒兩枚如咬物」，也就是好像咬住東西。這是保持氣機內收的一個狀態，收斂神氣，不讓它外泄。

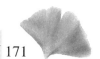

年老氣虛有便秘，推薦八段微提養氣法

老人的年紀越來越大，很多疾病也會不請自來，便秘就是其中一種較為普遍的疾病。有的老人往往好幾天不上廁所，有時雖有便意，但無力排出，用盡全身力氣也無法排便。如果同時還伴有神疲乏力，面色蒼白，用力則汗出短氣，便後疲乏等症，基本就可認定為氣虛型便秘。

氣虛之後，氣很容易下泄、渙散，腸道無力排便，所以，對這種元氣不足的調理，可以從提升、收斂元氣入手。調養好元氣，能修復五臟六腑的大多數功能，對於多數的慢性疾病也有很好的調理作用。中國道家養生術「八段錦」中，就有大補元氣的不傳之秘，元氣一旺，人的精氣神就會「一榮俱榮」。

八段錦中「攢拳怒目增氣力」的養生法，是簡單有效的調理元氣。我們都有這種感受，在握緊拳頭的時候，全身都會不由自主地產生輕微收斂、升提之意。八段錦中的這一個動作，可以幫助我們將渙散的氣重新凝聚到一起，振奮精神。具體鍛煉方法如下：

1.兩腳開立，成馬步椿，兩手握拳分置腰間，拳心朝上，兩眼睜大。

2.呼氣時，左拳向前方迅速擊出，拳心向上，擊拳時，宜微微擰腰向右。（如圖1、圖2）

3.吸氣時，左拳變掌，向外旋握拳抓回，拳心向上置於腰間。（如圖3）

4.然後再以同樣的方式出右拳，左右交替，各擊8次。

這一動作也適宜易怒發火的人練習。人之所以易怒發火是因為肝

氣鬱結所致，練習攢拳、怒目能將脾氣和肝火悄悄發洩掉，所以也有養肝護肝的作用。

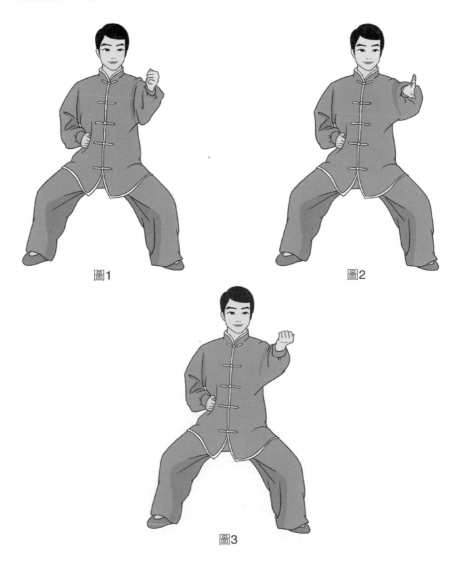

圖1

圖2

圖3

第九章

老年病減一分，壽命增十年

很多人老了之後就成了「藥罐子」，治心臟病的、治胃病的、治糖尿病的藥物隨身攜帶，吃藥就像吃飯一樣，成了每日必需的一項任務。隨著人體抵抗力下降，很多老年病會乘虛而入，這些老年病往往是很多人壽命的終結者。從這個意義而言，治好了老年病也就延長了壽命，抵抗了衰老。

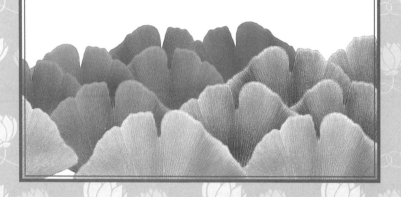

吃點山楂、黑木耳，安全降血脂、血壓

天氣寒冷時，容易使人們血壓升高、心臟負擔加重，一些本身血脂高的老人如果不注意，很容易發生心肌梗死。那要怎麼預防呢？很多人可能會想到阿司匹林，它在抵制血小板凝聚方面效果很好，但經常服用阿司匹林可能會引起胃潰瘍、眼底出血等副作用。與藥物相比，食療法更加安全，對於有高血壓、高血脂困擾的人，我建議在平時可以適量吃點山楂或黑木耳。

《本草綱目》記載，山楂「化飲食，消肉積，症瘕，痰飲，痞滿吞酸，滯血痛脹」，現代研究也發現，山楂可以降低血清膽固醇，通過降血脂、增加冠脈血流量及心肌血流量，可防治高血脂、冠心病及動脈粥樣化等症，這和中醫關於山楂消肉積、活血化瘀的認定是相符的，人們在治療高血脂及高血壓時，常從活血化瘀入手，而山楂色赤，入血分化瘀散結。雖然它的作用比不上某些藥物，但作用平和，兼有消脂開胃的功效，是一味不可多得的輔助藥。

黑木耳在降血脂方面也有很高的療效，凡是血脂高、手發麻、頭昏血行不利的人，都可經常食用黑木耳。食用方法也很簡單，每天吃5～10克就行，可以在炒菜時加上泡軟洗淨的木耳，或者將木耳煮湯、研粉服用。需要注意的是，黑木耳雖然有溶血的作用，但是物極必反，如果一次食用過量會產生凝血作用，所以血脂高和有血栓傾向的人，一定要控制好食用黑木耳的量。食用前可以諮詢醫生。

有的人可能認為吃吃黑木耳就能把血壓降下來，這樣的方子實在太簡單了；但看似簡單，其實也難，難在堅持。再好的方子，如果不能堅持也是沒有用的。衝勁十足、後繼無力的人，不但最後沒有獲得

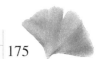

成果，還可能從此在心裡留下「此物沒用」的心理後遺症。所以，如果真想見到療效，就一定要堅持食用黑木耳，吃上三個月、半年或一年之後，再做做檢查。

除了降血脂，治血行不利引起的麻木、頭昏等症之外，黑木耳也有一些獨特作用，如患胃柿石症者，可將黑木耳泡軟洗淨後，加入適量的蜂蜜，吃黑木耳喝蜂蜜水，堅持服用3～4天，就能排出胃柿石。

市場上，大家可以很方便地購買到木耳，但怎樣挑選品質較好的木耳呢？這可以從四個方面入手，即一拿、二看、三掰、四聞。

第一「拿」，也就是把木耳拿在手中掂一下重量，真木耳通常比較輕，假木耳為了增重通常會掛些澱粉類的東西；第二要看，品質好的木耳朵面烏黑有光澤，朵背灰白，而摻假後的木耳正反兩面可能都發灰，沒有光澤，有的木耳表面上還沾有白色的附著物；第三，將木耳掰開，假木耳一般在非常乾燥時很脆易碎而且很硬，對著光線觀察，有的木耳還有明顯的反光，高品質的木耳和山木耳本身比較厚，不易掰開；第四，聞一聞，經過化學處理的真木耳一開始聞沒什麼味道，仔細聞可能會出現清香的氣味，如果有發酸、發臭等氣味，大家要謹慎購買。另外，吃的東西第一次都應該少買，吃完感覺不錯後再多買也不遲。

抗衰小秘方

高血壓的人平時可做些簡單的保健運動，幫助降血壓。比如，可以用兩手的食指和中指撫在前額上，用手掌來揉太陽穴；之後再將手指分開，從前額向後梳頭，每次進行10分鐘，有清

頭目、平肝陽的作用。此外，還可以按摩腳的大拇指趾根，在粗橫紋的中間部位是高血壓點，經常按摩該穴也有降血壓的作用。

消除腎病水腫，玉米鬚是個好幫手

人老之後，腳也變大了，這被很多老人視為正常現象，其實，這是腳部水腫，不容忽視；還有的老人最先從頭面部出現水腫，如果連著幾天都這樣，最好去醫院檢查一下，因為很多腎臟疾病都是從水腫開始的。老年人由於內臟器官功能減退，更容易出現腎臟問題，腎臟是人體排出水分的重要器官，如果腎臟出現了問題，水分就不能正常排出體外，水分滯留在體內便會引起水腫。

對於因腎病引起的水腫，玉米鬚可說是一個好幫手。實際上，大多數人對玉米鬚的印象並不好，人們在採收玉米時，常常將鬚毛當做廢物丟棄。殊不知，這些看似令人討厭的玉米鬚實際上是一種「良藥」，能夠利尿、降壓、利膽、止血、降糖，特別是對於各種病因引起的水腫效果很好。

玉米鬚應該怎麼用？方法如下：取乾玉米鬚100克，加水1200毫升，小火煎煮半小時，約得500毫升湯，過濾後，一日之內，分4次喝完，堅持3～6個月，水腫消退，尿蛋白減少或消失。

另一種玉米鬚飲料也可作為急性腎風的食療法，幫助患者縮短病程，減少痛苦。方法如下：玉米鬚50克，加水600毫升，煎20分鐘，即可飲用。

當然，老人們也可根據自己的實際需要，靈活製作玉米鬚飲料。

比如，可以每天早晨將玉米鬚洗淨後放入杯中，直接加熱水像泡茶一樣沖泡玉米鬚。如果不喜歡玉米鬚的味道，還可以在水中放三五朵小菊花，這樣的玉米鬚飲料就多了點菊花的清香。

飲用時需注意，飲水量不能超過每日尿量的限度。玉米鬚對各種原因引起的水腫都有一定的利尿消腫作用，特別是對腎性水腫、肝硬化腹水、以及營養不良性水腫效果尤為好。而且經常單用玉米鬚泡水代茶，還能幫助高血壓患者降低血壓，體力也會大為改善。

細心的人可能會發現，不同的人水腫出現的規律是不同的。如果是因為心臟病引起的右心衰竭，水腫最先從下肢的腳踝處出現，逐漸蔓延至全身；如果是因為肝硬化，下肢最先出現水腫，之後出現腹水，最後全身出現水腫；腎臟病變引起的水腫，一般從眼瞼或者面部開始，逐漸發展到全身。老年人如果長期營養不良，出現貧血，引起低蛋白血症，也可能出現下肢水腫；前列腺肥大或前列腺炎等病，也是一部分老年男性下肢水腫的原因。

不管是何種原因出現的水腫，發病後都應該及時去醫院查明原因，以便對症治療。以上介紹的「玉米鬚法」，可作為日常的食療方，輔助治療。

糖尿病患者必備的降糖處方

糖尿病是一種常見的老年病，它在中醫裡被稱作「消渴」，病人多有消瘦、口渴、喝水多、尿多、食多等表現。現在醫學對糖尿病的治療，主要是通過藥物降低血糖，不過患者如果能不通過藥物就可消耗掉血中的糖分，豈不是更好？不妨試試以下的方法：

1.運動方：直臂大步擺手走

　　這個運動方很容易做，就是在走路時甩開手臂，邁開大步，就像軍訓時走路那樣。大部分人都誤認為走路只是兩條腿的事，與上肢無關。殊不知，我們的手指、指間的掌間肌，在完全筆直和收緊的狀態都能隨著運動而動起來。甩開手臂走路，不僅讓上臂得到鍛煉，也增加了肌肉和能量的消耗，對於降糖和鍛煉身體各個器官非常好。

　　運動最好在餐後半小時進行，這時的鍛煉效果非常好。剛吃完飯就運動對胃腸不好，而飯後40分鐘到1個小時，血糖已經開始下降了。所以，在餐後30分鐘，當血糖達到最高值時最適合運動，這也是降糖效果最好的時間。

2.穴位方：胰俞

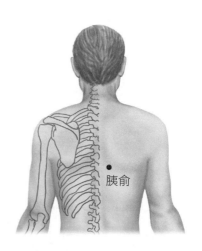

胰俞

　　胰俞在第8胸椎的棘突下旁開1.5吋，膀胱經在背部的循行線上。如何找到胰俞呢？當我們舉起雙手時，後背上會出現兩個尖尖的角，這即是肩胛下角，肩胛骨是一個倒立的三角形，從這個三角形的頂點處，平行畫線，與脊柱會有一個交叉點，這是第7胸椎，順著第7胸椎往下數一個就是第8胸椎。第8胸椎旁開1.5吋，即食指與中指併攏的寬度，就是胰俞。

　　還有一種簡便的取穴方法，先找到肩胛骨，在肩胛骨下角的內側有一個緣，這個內緣同脊柱的距離是3吋，它與脊柱的中心位置就是胰俞。

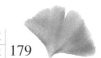

建議有糖尿病的朋友，每天吃完飯半小時後，在這個穴位上按摩50～100次，這對於控制血糖非常有好處。

3.食療方：山藥黃芪黨參粥

很多糖尿病患者不敢吃粥，擔心粥裡的糖分會增加病情。其實不然，一碗粥的熱量比一塊肉要低，選對了粥，還有食療的功效。這裡就介紹一款有助降糖的食療粥──山藥黃芪黨參粥。

準備黃芪30克，黨參15克，一小段山藥，大米100克。先將黃芪和黨參一起放入砂鍋內，多加水煮40分鐘；同時，將大米洗淨，並在水中泡10分鐘；山藥切成小塊備用。40分鐘後，撈出黃芪、黨參，待水稍涼後放入山藥和大米，跟平時煮粥一樣，米熟即可。一周吃一兩次就可以了。

糖尿病患者在降血糖的過程中，還要注意日常生活的調理。比如，男女都要忌房事，喝酒的朋友最好是不喝或少喝，並注意不可暴飲暴食、情緒急躁等，因為這些對糖尿病患者都是不利的。平時若能多注意養生，養成良好的生活習慣，又豈會談「糖」色變呢？

丹參山楂茶──心腦血管患者的福音

心血管類疾病嚴重威脅著老人們的身體健康，也許平時只是有點高血壓，但若不注意保養，很難預料潛藏在身體裡的這個「炸彈」何時會引爆。

年年參加體檢的人可能會發現，大部分人在中老年階段會出現動脈粥樣硬化或者血脂稠的毛病，而這些正是導致心臟病、腦血管病等

疾病的開路先鋒。

中醫認為，瘀血產生的過程和人體的衰老息息相關，隨著年齡不斷增長，人體攝入的營養代謝不出去，就會在體內積聚，若是積聚在血管上，就會造成心血管的瘀血，比如冠心病就是其中較常見的一種。前文曾經提到過，阿司匹林類的藥物對治療這類疾病雖有效，但有一定的副作用，如會影響服用者的脾胃功能。老人的消化功能本就比年輕時弱，如果經常服用這類藥物容易引起胃潰瘍等疾病。既然如此，心腦血管病患者該如何自我調理呢？在此推薦大家一種食療保健茶──丹參山楂茶。

提到丹參二字，很多人都知道它具有活血化瘀、疏通血管的作用，在臨床上使用很廣，比如丹參滴丸、複方丹參片等。《神農本草經》將丹參列為上品，書中提到它「味苦微寒，主心腹邪氣，腸鳴幽幽如走水，寒熱積聚，破症除瘕，止煩滿，益氣」。「心腹邪氣，腸鳴幽幽如走水」實際上說的就是因血液循環不暢引起的症狀，丹參可以將瘀血化開。古人有一句話叫「一味丹參飲，功同四物湯」，就是說丹參的功效能趕上養血活血的四物湯。

丹參既有這麼大的威力，為何還要搭配山楂呢？原因在於山楂有酸澀之性，能夠健脾胃助消化，這種消食導滯之功可以行血化瘀，輔助丹參「化瘀血而不傷新血，開鬱氣而不傷正氣」。因此，將山楂與丹參結合，在防治老年人心腦血管病上可謂是珠聯璧合。

「丹參山楂茶」如何製作呢？有兩種方法，一種是直接在藥店購得丹參和山楂各100克，然後讓藥店幫忙加工成粉，分成10份，每次服用時直接用溫開水沖服一份即可。另外也可以加入其他藥材，準備丹參、山楂、桂圓、柏子仁、當歸各5克，將大塊的切碎，用800毫升的

沸水泡茶喝，每次泡茶的時間要充足，至少20分鐘，否則藥效發揮不出來；這幾味藥一共可以泡三次，第二泡時水量要減少200毫升，第三次同樣也要減少200毫升，即用400毫升的水沖泡，喝的時候與普通飲茶一樣，沒什麼特別限制。

這兩種方法對心腦血管疾病，如冠心病、高血壓都有輔助作用，可以減輕心慌氣短、全身無力的症狀；此外藥茶還有安神作用，對老人失眠也有幫助。

抗衰小祕方

很多老年人頭一暈就服降壓藥，這是不正確的，因為頭暈不一定是高血壓造成的。如果老人連續幾天明顯感到頭暈目眩，首先想到的應該是高血壓，但腦血管病，如腦動脈硬化、腦血栓、頸椎病等也能引起頭暈，對此老年人要學會區別。

高血壓引起的頭暈一般會在早晨6至8點和下午6至8點這兩個時間段裡感覺強烈，因為早上6到8點是人體血壓的第一個高峰，而下午6到8點，血壓會出現第二個高峰。

西藏名藥紅景天，養護中老年人的心腦血管

去西藏旅遊的朋友在準備進藏時，一般都會接觸到這樣一個名詞：紅景天。比如，讓你提前一周就開始服用紅景天。紅景天這藥有什麼功效呢？

　　原因在於西藏地區平均海拔高度在4000公尺以上，氣壓和氧氣稀薄，空氣中含氧量不足內地的 50%。當我們到達海拔3000公尺以上地區時，就會因為缺氧引起頭痛、頭暈、胸悶、心悸等一系列反應，服用紅景天能迅速提高人體的血紅蛋白攜氧能力，促進血氧的生成並形成有效輸送，能有效預防和緩解高原反應。

　　紅景天盛產於號稱「世界屋脊」的青藏高原，生活在天然純淨的高寒雪域特殊環境，為青藏特有的名貴藥材。很久以前，高原上的土著居民就採擷這種雪底下綻開紅花的植物來治療多種疾病。1200多年前的藏醫巨著《四部醫典》中，便有「神藥蘇羅瑪寶」的記載。《神農本草經》將它列為上品，稱其具有補腎，理氣活血，活血之氣，解熱等多種功效，對患有心血管疾病的中老年人而言，它還是一味天然良藥。

　　現代藥理學研究發現，紅景天的主要化學成分包括紅景天苷、有機酸、揮發油、微量元素等，它可清除血液中過多的脂質，防止動脈粥狀斑塊形成，降低血液黏滯度，改善微循環，從而有效地擴張冠狀動脈，抗心肌缺血，提高心臟功能。此外，它還可改善腦組織的血液循環，加快腦梗塞病灶的恢復，對緩解頭痛，解除疲勞，增強記憶力等也有顯著功效。

　　患有心血管疾病的朋友，平時可到藥店買一些乾的紅景天，每天切上兩三片泡水喝，泡之前先用清水洗乾淨，之後用沸水泡上一段時間即可。因為紅景天具有明顯的滋補強壯作用，所以可廣泛應用於各種虛症，比如抗疲勞、強心、升血壓、保健抗衰老等。

吃點納豆，淨化血液、降血脂

提到「納豆」，很多人可能感到陌生。不過，若說起豆豉，應該就比較親切了。納豆盛產於日本，食用者眾多，其實它源於中國的豆豉，中國人食用豆豉已有兩千多年歷史，唐高僧鑒真和尚東渡時，將豆豉的製作技術帶到了日本，由於豆豉先在寺廟裡的「納所」（廚房）內釀製，因此被稱為「納豆」。傳入日本後發酵的手法也不同，傳統的發酵是放在稻草中進行，後來日本人從中分離出一種細菌，可將大豆變成納豆，習慣上將這種細菌稱為「納豆菌」，其實就是一種枯草桿菌。

豆豉和納豆都有一定的保健功能。豆豉最初組成的方劑見於東漢末年張仲景《傷寒論》中的「梔子豉湯」。現代研究發現，淡豆豉能夠促進細胞新陳代謝，並有擴張血管的作用，臨床上主要用於防治類似糙皮病的維生素缺乏症、舌炎、口炎、腦動脈血栓形成和腦栓塞等。

關於納豆的作用，日本人做的研究比較充分。他們發現納豆會產生一種被稱為納豆激酶的蛋白質，這種物質可分解血管中的蛋白纖維，從而達到「溶血栓」的目的；另外，還有一些實驗證明納豆及其提取物對於高血壓等症狀有一定幫助。

因此，高血壓、高血脂患者食用納豆製品，可輔助治療這些疾病。日本人吃納豆的方法比較簡單，就是將納豆與芥末和一些調味料拌好後，就著米飯一起吃；也可以將納豆放入打碎的生雞蛋中，攪勻後拌入剛蒸好的米飯中，利用餘溫將雞蛋加熱後就可以食用了。由於長期堅持吃納豆的習慣，日本人心腦血管病的發病率非常低。

納豆直接吃會有點怪味，很多人接受不了，不過也有改變的方法，以下給大家推薦兩種納豆的做法。第一種是在盛有納豆的碗裡加入適量的蠔油、芝麻醬、辣椒醬，這樣調出來的納豆就像吃豆醬一樣，可直接食用或者用生菜蘸著吃，味道爽口；還有一種做法是在納豆上撒入麵粉，用筷子攪拌令每粒納豆分開，然後使用漏勺將納豆上多餘的麵粉篩掉，放進平底鍋中煎炒15分鐘左右，豆的外側鬆脆後即可食用。

血壓降得太猛不是好事

高血壓是老年族群常見的一種慢性病，也是對人類健康威脅最大的疾病之一。醫學上在診斷高血壓時，通常是收縮壓不超過140毫米汞柱，舒張壓低於80毫米汞柱是正常的，如果舒張壓超過80毫米汞柱就稱為高血壓，超過90毫米汞柱，就可以直接確診為高血壓。

雖然高血壓的診斷有這樣的標準，但我認為如果把上述這些資料當成硬性標準，則有些不科學。高血壓作為一種病態，如果不考慮當事人的年齡和身體質性，只根據檢測資料來降血壓，將是百害而無一利。

而且血壓升高有時是人的一種自我保護。打個比方，我們的血管就像水管一樣，水管直徑大小、水的流速、水的黏滯性不同，在單位時間內液體在水管中的流量和速度也會受到影響。如果血管狹窄，血液經過時受到了瘀阻，將導致血管失去彈性，再加上有些人貪吃油膩食物，增加了血液的黏稠度，身體為了給各臟腑供應足夠的氣血，只能加大血液的流速，血壓就因此而升高了。

從這個角度來看高血壓，你會發現高血壓實際上是人的一種自我保護。如果你患有這種疾病，只要將它看成一種身體的狀態，平時生活中稍加注意就行，不要給自己太大的心理壓力，自己嚇自己。

　　我有一位朋友，70多歲時身體還很好，但在一次體檢中發現血壓有點偏高，高壓是160，低壓是95，對此我建議他可暫時不服用降壓藥，以練習氣功再配合食療的方法來改善血管彈性。可惜的是，這位朋友沒有聽從我的建議，還是在醫生那兒開了一些降壓藥，長期讓自己的血壓保持在140/80以下。結果，半年後我再見到他，原本黑白相間的頭髮已經全白，神情呆滯，臉變得非常蒼老，而且在最近一次的檢查中發現，他的腦萎縮情況也很嚴重。

　　很多患有高血壓的朋友，常常刻意用藥物或者其他方式讓血壓降低，卻忽視了從疏通血管入手，殊不知這樣做反倒會讓身體各臟腑供血不足，從而對身體造成傷害。因此提醒各位高血壓患者，不要盲目地降血壓，而要根據自己身體的情況來定，以免引發其他不必要的傷害。

痰多、氣不順，試試三子養親湯

　　「三子養親湯」出自明朝名醫韓懋所寫的《韓氏醫通》。韓懋自小體弱多病，他的父親是重要將領，經常在外南征北戰。韓懋本是個孝子，見父親如此艱辛，便苦學中醫，跟隨父親出診，幫助父親看病。在他父親去世後，韓懋就行醫遊歷大江南北，並因高超的醫治水準而名聲大振。

　　有一次，三個讀書人請韓懋為他們的父母看病，老人年高咳嗽、

氣不順，而且體內有痰，這也是多數老年人的通病，所以韓懋精心構思出了一個能廣為使用的方子，這就是「三子養親湯」。這個藥方就好似讓人看見三個孝子，端著熱湯侍奉在父母跟前一樣。韓懋不僅對自己的父親有一片赤誠的孝心，還希望天下的老人都能健康長壽，正是因為如此，才能構思出這一千古良方。

很多老年人胃口不好，有時吃多了不容易消化，容易痰多，氣不順或氣喘。「三子養親湯」正是從這些症狀入手，解決老年人的切身問題。

顧名思義，「三子養親湯」是由三個「子」構成的，它們便是芥子、蘇子、萊菔子，將「三子」洗淨後，微炒，之後用紗布包裹起來，煎湯頻服。這三種藥可以等量而用，也可根據自己的症狀突出某一味藥的用量。做的時候需要先將這三味藥炒完，然後可以找藥店打成細粉，自家有粉碎機也可自行操作。每次服用時，可以煎湯，也可直接用開水沖服藥粉，每次10克左右。

對於芥子、蘇子、萊菔子，人們可能覺得很陌生，實際上這些都是菜園子裡的東西。芥子就是芥菜的種子，能理氣化痰；蘇子是紫蘇的種子，能宣暢氣機、止咳喘；萊菔子是蘿蔔子，能降氣、健胃消食。這三味藥都是植物的種子，種子都含有油性，既能滋養腸胃，也能通便。

值得注意的是，「三子養親湯」的作用雖然很大，但也非適用於所有人，如咳嗽很久、痰比較少、渾身乏力倦怠者則不適用。大家也可從脈搏中輕鬆辨別，把手輕輕搭在手腕處，如能明顯感覺到脈有力跳動，說明是實症；如果脈搏跳動很弱，甚至很難摸到，說明氣血很虛弱，屬於虛症，此時就不要用「三子養親湯」了。

抗衰小秘方

　　對抗肺氣虛引起的咳嗽，中醫養生功中的「蛤蟆功」效果很好。具體做法如下：雙腿跪在床上，雙手壓在床上，身體前傾，全身放鬆；鼻子深吸氣，同時肚子往外鼓，氣在丹田停留一分鐘，然後用嘴呼氣，同時癟肚子。

　　中醫認為，蛤蟆功可有效鍛煉人的呼吸系統，對經常咳嗽、哮喘的患者有特殊療效。堅持每天練一次，每次練20分鐘即可，練功時最好聽比較安靜、令人心情愉悅的音樂。

五更瀉──艾灸、藥療、食療各顯身手

　　我有一個男性朋友，50多歲，每天早晨五點左右，他的肚子就會咕嚕作響，緊跟著就會被疼醒，不得不立即去上廁所，在廁所一泄如注。完事後，肚子就不痛了，但肚子天天在他睡得最香的時候「叫喚」，實在是影響睡眠。而他這情況，明顯就是被「五更瀉」纏上了。

　　「五更瀉」有明顯的時間性，在五更天，也就是凌晨3至5點，患者會在夢中醒來拉肚子。這種病一般發生在中老年人身上，普通人早晨排便是沒有痛苦的，而得了五更瀉的人不但肚子難受，大便還不成形。

　　中醫認為，這種泄瀉多是腎陽不足引起的，命門之火不能溫煦脾土，助其消化吸收，以致脾胃的運化失常。而五更時分正是陰氣最盛的時候，虛者會更虛，所以會形成五更瀉。瞭解了原因，調理五更瀉

時就要以溫暖腎陽為原則了。

首先為大家介紹艾灸的方法，艾灸時一般選擇後腰的部位。可在腎俞和大腸俞穴上進行溫和灸，每個穴位灸10分鐘，有腹痛的還可加上天樞穴（肚臍旁開兩吋）。腎俞和大腸俞都是足太陽膀胱經上的穴位，又都在人體的背部，按照中醫的陰陽理論，背部是屬陽的，所以二者對於調節腎臟陽氣功效非常顯著。

腎俞位在第2腰椎棘突下旁開1.5吋，大腸俞在第4腰椎棘突下旁開1.5吋。具體怎麼找到這兩個穴位呢？腰部挺直，吸氣時順著身側的肋骨摸下去，沿著肋骨下緣的水準方向向背後摸去，後腰部的肌肉凸起處就是腎俞穴了，腎俞穴向下數兩節腰椎，就是大腸俞的位置。

中成藥「四神丸」也是中醫治療五更瀉的一個方法。四神，也叫做四象、四靈，即東方的青龍，西方的白虎，南方的朱雀和北方的玄武，而「四神丸」則是由四種藥物構成的：吳茱萸、五味子、補骨脂、肉豆蔻，當然，在治療過程中，醫生會根據患者的具體情況，調整這四味藥的比例。

此外，被五更瀉困擾的人也可做一些食療的粥，或者泡一點藥酒喝。以下為大家介紹

白朮薑附粥：準備白朮15克，乾薑10克，熟附片10克，補骨脂10克，粳米100克，先將藥材加適量水煎湯取其清汁，再加入粳米後煮粥，快熟時

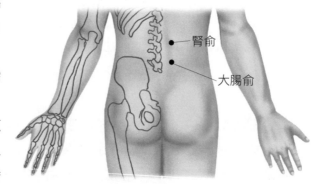

腎俞

大腸俞

加入適量紅糖。每天喝一碗，一般堅持喝10天就有不錯的功效。這款粥能夠溫陽益腎、健脾止瀉，適合偏腎陽虛的五更瀉患者。

另外還可以用補骨脂泡酒：取補骨脂60克，浸泡在500升的黃酒中，大約一周後就可以飲用，每晚飲上一小盅。家中若沒有黃酒，也可用白酒代替，但一定要是糧食酒，度數以60～70度為宜。

在這些方法之外，還建議患者要改變生活方式，不要再熬夜了。因為如果過了晚上11點不睡覺，就會影響肝的疏泄功能，肝腎同源，肝虛也會傷腎，不利於身體的恢復。

氨糖、葛根、氯化鈣 ——調治骨關節病的三個法寶

骨關節疾病極易出現在中老年人身上，老年人骨頭中的蛋白質等有機類物質及水分含量呈減少趨勢，骨頭越來越脆，韌性不斷降低，骨質密度也不斷降低，容易發生壓縮性骨折。骨關節病嚴重影響著中老年人的活動量，而老年人若因此而久坐又會誘發心腦血管疾病及糖尿病。

其實，步入老年後，人的骨骼難免會出現退行性的改變，雖然這是一種自然規律，但我們對此並非束手無策。例如服用保健品或適量做些特殊運動，都能在最大程度上延緩骨骼的退化進程。氨糖、葛根、氯化鈣就是三個調治骨關節病的法寶。

氨糖是一種提取自海洋生物體中的天然物質，它的全稱為D-氨基葡萄糖。1823年法國科學加歐吉爾在甲殼動物的外殼中提取了這種物質。最新的醫學研究發現，人們從35歲左右就開始流失氨糖，而體

內缺乏氨糖會導致各種骨關節疾病發生，氨糖不僅控制著骨關節的健康，它還有助於關節軟骨滑膜的平衡。一方面氨糖能為人體催生和補充關節滑液，減少關節軟骨面的磨損，讓關節部位靈活自如；另一方面，它可通過刺激軟骨細胞，合成人體中的膠原蛋白和透明質酸，修復磨損關節軟骨，恢復關節部位的正常生理功能。

葛根不僅可作為食材，它的藥用價值也極高，素有「亞洲人參」之美譽。現代研究發現，葛根的提取物中含有黃酮類物質及異黃酮類物質，能有效調節骨代謝，促進骨細胞的增殖與分化，具有保護關節，修復骨膜的作用，對骨質疏鬆症有很好的治療效果。

而氯化鈣的鈣含量很高，達到36%。通過氯化鈣的補鈣作用，可降低骨的再成型速率，增加骨礦物質密度，降低骨質流失率。

由氨糖、葛根提取物、氯化鈣為主要原料的葡根膠囊，可清除關節腔中的有害酶類，提高關節和人體的免疫力，並可有效維持關節器官的物質平衡，對於磨損的關節軟骨還有修復功能。

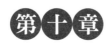

第十章

想得越多，老得越快
——心理抗衰方案

唐代詩人白居易說：「自淨其心延壽命，無求於物長精神。」欲望越高的人越容易自尋煩惱，煩惱纏心頭，衰老就會步步緊逼。想要長壽，就要達到「心寬，欲寡」的境界，這樣才可長保身心健康。

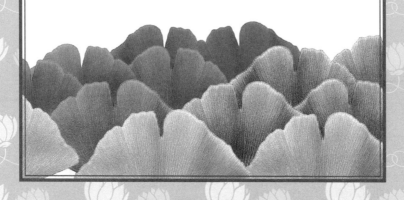

∼看重「心藥」，延緩衰老的腳步

中醫有句老話叫「萬病皆由心生」，還說「治病不療心，等於扔黃金」，我們在抗衰老的過程中也是如此，想要變得年輕些，首先心態要好。

請記住：人的生理和心理是相通的，憤怒、憂愁、恐懼都會使原本無形的情緒轉化成有形的濁氣，加重衰老的速度。既然病都是由「心」生出來的，那麼我們完全可以用「心藥」，也就是愉快的心情和祥和的心態來對抗疾病、延緩衰老。

其實，早在《黃帝內經》中就有過對「心藥」的論述。原文這樣說：「主不明，則十二宮危，使道閉塞而不同，形乃大傷。」其中，「主」就是人的心態，總的意思是說，一個人如果情緒不穩，心裡總是亂糟糟的，那麼他所有的臟腑都會很危險，而且經絡也會不通，此時身體衰老、疾病產生也就是自然而然的事情了。「心不明」的時候，就算天天吃補藥也沒用，因為想要讓滋補之物被身體吸收，人首先要保持心態平和。治病不治「心」，一切都將是枉然。

說到這裡，我想起國醫大師王綿之教授在面對癌症時的態度。2000年秋天，王綿之教授突然因為腸道大出血而被送進北京協和醫院，檢查結果出來之後讓所有人大吃一驚，造成他大出血的原因是結腸癌。很多人一聽到癌可能就支撐不住了，但王綿之教授沒有，他依然每天開開心心。在一次採訪時他對記者說：「這個腸癌我對它有點兒藐視，因為腸子很長，去了一點兒，沒關係，最多是底下的去掉了，再開個洞。」事實正像王綿之教授預料的那樣，輕鬆樂觀的心態使得他在手術後恢復得很好。

然而，命運好像很嫉妒這個喜歡笑對人生的老人，距離第一次癌症治癒還不到半年時間，王綿之教授就又被確診患上了左肺上葉肺鱗癌。不過，第二次癌症依舊沒有掩蓋王綿之教授臉上的笑容，沒過多久，他就出院回家了，又跟往常一樣接待來找他看病的患者。

談到兩次抗癌的經歷，王綿之教授說：「如何來延長生命，特別是把生存的品質提高，是有學問的，這學問就是：不要妄求，而怕死就是妄求。老想今天怎樣長壽、明天怎樣長壽，這違反自然規律呀，是不可能的事情，你心態一淡，反倒比你想得還長了。」

而我們如何用好「心藥」抗衰老呢？首先「心藥」這味藥，不是我們額外加進去的，你只需給心騰出一塊乾淨無濁的地方就行，也就是去掉「妄求」之心。人之所以難以平靜，就是因為心裡堆滿了很多額外的東西，我們要做的是將「心藥」旁邊的障礙物搬離；另外，人還要學會保持真心，找回自己真實和善良的心。當內心積極向上，氣血在全身的流動就會更加順暢，抵抗力增強了，疾病就會變成一隻「紙老虎」。

別讓生氣耗費了你的能量

人們習慣上把發怒說成「生氣」，其實「生氣」這個詞是從中醫來的。因為中醫認為，人一發怒，體內就會產生往上沖的「氣」。

不僅僅是人，大多數動物都會生氣。動物一生氣就要打鬥，因此，生氣是為了打鬥做準備。動物通過「生氣」調整內分泌，以使打鬥時的體能達到最佳狀態。動物在打鬥之前，牠們的身體會將許多資源進行調整，讓身體的機能進入戰鬥的預備狀態，等到外部威脅消失

時，這些臨時調來的資源就成了廢物，必須排出體外，或再把它們調回去。因此，生氣是相當消耗資源、浪費能量的。

生氣不但浪費身體的血氣能量，更是造成各種疾病的重要原因。正因為生氣對身體有這麼多害處，所以在抗衰老的過程中，人們一定要學會「不生氣」。我在走訪長壽老人的過程中發現，長壽老人都有一個共同點，那就是心態特別好，不愛生氣。這裡需要說明的是，不生氣並不是讓你生悶氣，把氣憋在心裡，這樣做不但不利於健康，還會使自己的心理和身體更受折磨。

生悶氣的情況在夫妻間發生的機會比較多。通常情況是，妻子嘮叨不休，不停地翻舊帳，發怨氣，而丈夫多數時候不做反應，一語不發，「任你風吹雨打，我自閒庭信步」。這樣看似是丈夫大度忍讓，其實對解決問題沒什麼好處。不但如此，還會對雙方的身體健康造成傷害。

為什麼這樣說呢？從妻子這一方來說，妻子就好像一個拳擊手失去了和自己對打的人，只能對著空氣揮拳，內心的怒氣自然得不到宣洩，彷如流水被阻塞了一樣，而丈夫儘管看上去有那麼點好男不跟女鬥的大度和包容，實際上是在挑戰內心忍耐的極限。通俗一點說，對大多數男人而言，這並不是真正的包容和大度，而是忍氣吞聲，是一種無奈和壓抑。

因此，我再三強調不生氣並不是生悶氣，而是需要修養身心，擁有開闊的心胸，能夠包容他人的過錯，根本不產生生氣的念頭。生氣是由一個人的內因造成的，所以很多時候，再好的醫生也無法防止病人生氣，病人只有靠自己慢慢去克服。必要時，我們可嘗試改變一下生活或工作的環境。畢竟，生氣就是「用別人的過錯懲罰自己」，是

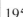

人類最愚笨的行為之一。

　　而在生氣後，我們一定要想辦法將生氣的危害降到最低。最簡單的方法是立刻按摩腳背上的太沖穴（足背第一、二蹠趾關節後方凹陷處），讓上升的肝氣往下疏泄，此時這個穴位會很痛，一定要反覆按摩，直到這個穴位不再疼痛為止。愛生氣的人，平時可多吃些疏泄肝氣的食物，如陳皮、山藥等，還可以用熱水泡腳，最好泡到肩背出汗。

富人想長壽，先要管住自己的欲望

　　《福壽論》中有段話：「貧者多壽，富者多促。貧者以貧窮自困而常不足，無欲以勞其形，伐其性，故多壽。富者奢侈有餘，賊心害性，故易折其壽也。」富人吃的是大魚大肉，穿的是綾羅綢緞，出門車接車送，在本已綽綽有餘的資本之上，還要費盡心思讓金錢翻倍，這種情況下，他們多半會短壽。

　　德國哲學家尼采有一句名言：「人生的幸運就是保持輕度貧困。」從某種意義上說，一個輕度貧困的人是幸福的，因為有貧困感的人很容易快樂，他們的欲望低，於是「望外」之喜就多。相對富人而言，輕度貧困沒有過多大悲大喜，情緒比較穩定，可以保證自己的身體健康、生活安定、家庭和睦，這樣哪能不多壽呢？尼采的名言和《福壽論》中的那段話正是有異曲同工之妙。

　　欲望可說是富人與窮人之間最大的區別了。富人欲望多，掙了十萬後，還想掙一百萬，掙了一百萬又想掙一千萬，欲望無止境。窮人大多都知足常樂，因為缺少進取之心，所以欲望也少。欲望就像火，

如果善於利用，它就能為人服務，比如煮飯燒水，給人溫暖；但如果控制不好，火就會竄出來，釀成火災，不但會燒掉房屋和財物，還有可能讓自己葬身火海。古人說：「有欲則邪得而入之，無欲則邪無自而入。」

江蘇如皋是個有名的長壽之地，那裡的很多老人都活到了90歲以上，百歲老人更是多得出奇。幾年前我因為工作的關係，曾經到這裡向壽星們學習益壽延年的經驗，這些經驗尤其對城市人的長壽很有幫助，因為如皋與其他長壽之鄉不太一樣，它並沒有遠離城市文明隱藏在崇山峻嶺之中，而是地處長江三角洲城市圈內，與南京、上海等國際大都市比鄰而居，接近蘇杭等旅遊勝地，自然環境非常一般。那為什麼如皋人會如此長壽呢？

關鍵就在於他們並沒有被欲望所累，長壽老人重視與人為善和融洽的人際關係，善於營造愉悅的家庭關係。我見過一位112歲的如皋老人，在那個陽光明媚的早晨，幾間農舍圍成的院落裡，一位老人悠閒地坐在院落中央剝著玉米，溫暖的陽光均勻地映在她滿是皺紋的臉上。一隻母雞帶著一群小雞在她的近處不急不忙地覓食。透過這幅寧靜、和諧的圖畫，不必多問，我就能從老人滿足的笑容中領悟到她長壽的秘密。

一個人的健康長壽從來就不取決於地位的高低、財富的多少，而是在於他是否擁有一顆寧靜的心。如果整日追逐名利，在憂慮、嫉妒、憤怒和恐懼中日復一日地生活，心靈得不到片刻寧靜，又怎會健康長壽呢？

生理上要服老，心理上不能服老

人在步入老年之後，通常會遇到「服老還是不服老」的問題，通常我們會聽到兩種截然不同的觀點：一種觀點認為，人年紀大了，精力不行，毛病又多，所以要服老，不宜參加運動量大的活動，那些「老有所為」、「老驥伏櫪」的說法是不切實際的；另一種觀點則認為，老人雖然從工作崗位上退了下來，但仍應該發揮餘熱，大顯身手，畢竟「薑還是老的辣」。這兩種說法都是片面和不妥當的，正確的做法應當是在生理上要服老，心理上不能服老。

有一位身體很好的老人，年過70，經常到公園裡運動，並誇耀自己的身體比誰都好。一起運動的一個小夥子跟他開玩笑說：「既然您的身體這麼好，您敢和我比比伏地挺身嗎？」老人當即應允。試想，一位風燭殘年的老人，怎麼能和年輕力強的年輕人相比呢？結果做了20多個伏地挺身後，老人就已經很吃力了，到30多個就已經滿頭大汗，但他不聽別人勸告，繼續和小夥子比賽，沒想到做到50個的時候，老人一下趴在地上，因心臟病突發而猝死。

由此可見，人老了，身體的各項功能大不如前，這時候一定要順應身體的這種趨勢，堅持和緩的運動方式，心淡如水，做事情也不要太過著急，否則很可能會出現意想不到的悲劇。

當然，服老只是針對身體上，在心理上，老人不能因為年老而產生無所作為的悲觀思想。網路上有人這樣描述老年人的生活和精神狀態：「思想僵化，觀念老化，血管硬化，等著火化」，有的老人不僅身體上出現了衰老，心理上的衰老更加嚴重，古語說：「哀莫大於心死」，意思是說，再沒有比心死更悲哀的事了。而所謂「心死」，是

指精神消沉到極點，如果老年人處於或接近這種不正常狀態，身體上的老化速度也會隨之加快。

　　所以，為了健康長壽，老年人必須從「服老」的誤區中走出來，做到生理上要服老，心理上不能服老。生理上服老就是承認衰老是不可抗拒的客觀規律，因此人到老年，不可能再像年輕那樣，從事繁重的工作和勞動。而儘管身體進入了老年，但在心理上要永保青春，有一個永遠年輕的心態。俗話說「家有一老，如有一寶」，年老並不意味著老而無用，更不是家庭的負擔，懷著一個年輕的心態，老人們就能推遲衰老，養生健身。

 抗衰小秘方

　　百練不如一走，對老年人而言，散步可謂是最好的鍛煉方式。很多人走路的習慣是腳尖先著地，不過這樣的行走方式時間長了，就會感到很累。老年人散步時可以腳後跟先著地，將自己的體重通過腳側面移至小腳趾，再過渡到大腳趾，這種方式可以分解行走帶給脊柱的傷害。

　　另外，散步時還要注意儘量別說話。高濂在《遵生八箋》中說：「凡步行時，不得與人語，欲語須住足，否則令人失氣。」也就是說在散步的過程中，想要與人說話要停住腳步慢慢說。不然，說話時氣往外走，會影響身體的氣血運行。

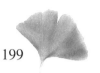

養兒防老，有時會老得更快

「養兒防老」是中國人的傳統觀念，這也是很多人「重男輕女」的根本原因，而很多父母對子女的態度也真應了那句「捧在手裡怕摔了，含在嘴裡怕化了」。不過，假如父母將這種好當成要求子女回報的籌碼，那將會是一種悲哀。因為多數人將「養兒防老」看成是一件理所當然的事情，如果將來子女沒有按照既定路線發展，必然會受到嚴重的心理打擊。

佛家把欲看做是缺陷的根源，從某種程度上而言，「養兒防老」這樣的觀念也是一種欲。有句話叫無欲則剛，修身很重要的一個原則是使自己無欲無求。對於兒女感情上過多依賴，會讓老人變得不快樂，本想「養兒防老」，誰知卻越防越老。

關漢卿在《竇娥冤》中有一句這樣的話：「兒孫自有兒孫福，莫為兒孫作遠憂。」我個人很欣賞關漢卿對人生這種透徹的理解，雖然是父母養育了子女，但作為個體的生命，子女的人生仍是父母難以干預的。其實，老年人也需要自己獨立的生活，不必將自己對生活的憧憬全部建立在子女身上，要學會為自己尋找快樂。

具體來說，老人可將對兒孫的關注，轉移到對自己生活品質的關注上。如為自己選擇一套舒適、時髦的衣服，「老來俏」也是很好的；早起上菜場，不把它當成一項任務，而是一個享受陽光的過程；睡前聽聽舒緩的音樂，保持愉快的心情；參加一個合適的運動，比如跳舞團或者太極拳等；花點小錢，為自己買個按摩器或者足浴盆，關心自己的身體健康。如果喜歡寵物，老人們也可以每天逗逗鳥、溜溜狗……當自己的老年生活變得越來越充實，很多的煩惱和憂慮自不足

掛齒，身體也會更加強健。

在諸多休閒愛好中，我特別推崇養花、養草，因為在培植花木時，需要老人定期為它們剪剪枝、澆澆水、換換土，這本身就是一套「老年韻律操」，而且這種活動對經濟條件和居住空間沒有特別的要求，一般家庭都可以做到。

花草本身是有生命的，又是一種很恬靜、美好的生命，能夠讓人心中充滿希望。花草植物本身能清潔空氣，殺滅細菌，對老人的身心都有好處。

想要活得好，要有活到120歲的願景

一直覺得老年人最重要的長壽秘訣就是「信心」二字，有些老人之所以衰老得快，覺得自己活不長，最主要的原因就是心裡一直有塊恐懼的陰影，被一個所謂的壽限給嚇住了。普通人都覺得，這輩子能活到八九十歲已經算長壽了，因此有些剛過80的老人就會變得悲觀，好像自己已經活得差不多了，過不了幾年就要「走」了。實際上，只要老人能將這塊心病掃除，其壽命還可以往後延長很多年，比吃補藥管用得多。

有次我參加一場抗衰老專題演講，一位80歲左右的老先生來到會場，他看起來愁眉苦臉，步履蹣跚，狀態很不好，當時會場上還有些老人的情緒也是這樣。這時，我對他們講了一些寬慰的知心話，這讓他們的精神狀態馬上就變得不一樣了。

比如，這位老先生說：「我這人大便不太好。」我便告訴他：「大便問題是很多人的通病，不是什麼大問題。」我問他小便怎樣，

他說沒問題。於是又問：「那睡眠情況和飲食有什麼問題嗎？」「胃口倒是不錯，睡得也還行，就是大便不行。」

我說：「如果能出汗，能小便，身體上大部分的毒素都會排出去，大便問題不會造成生命之憂。而且您胃口這麼好，以後活到一百歲都沒問題。」就這麼簡單的幾句話，老先生聽後喜笑顏開，一掃剛才的低落。

讓老人變得精神抖擻的方法其實很簡單，子女多和老人說說寬心話，就什麼事兒都沒有了。對老人自己而言，抗衰老的祕訣在於把心放寬，千萬別自己嚇唬自己。有的人雖然看起來年紀大了，但身體還有些能量沒有被調動出來，這時他們最需要的就是信心。只要心中有活到120歲的信心，那麼活到天年對老人們來說並不是遙不可及的目標。

當然，長壽只是我們追求的一個面向，活得幸福、有質感，也是晚年生活不可或缺的條件。兒孫繞膝的天倫之樂是很多老人的願景，除此之外，老人們還可以嘗試著多學點東西。許多人的晚年生活沒有具體目標，既不畫畫、練書法，也不去跟著別人練太極鍛煉身體，有的人甚至會說：「學這些有什麼用？我還不如在家中做做家務呢。」但如果生活都圍繞著家庭，而沒有一點個人的興趣愛好，人就很容易胡思亂想。

如果將壽命定位在「120」歲，這種狀況就會有很大改變。因為在一個人80歲時會想到「我還有40年要活，必須為自己找點事情做」，這樣一來，他就會主動尋找可以讓身體健康、心情快樂的事情，生活肯定也會變得有蓬勃的朝氣。當然，具體的晚年生活不僅局限於畫畫、書法、唱歌等一些小的樂趣上，還可以去尋找能讓身心更

好結合的活動，只要找到了這種感覺，老人就會擁有一個快樂的晚年生活。

裝聾作啞，不給自己找麻煩

平時人們說，一個人如果總是生氣、傷心、抑鬱，身體就會因為情緒的原因產生各種疾病。中醫上講「氣滯則血瘀」，情緒所致的濁氣和瘀血會影響到氣血的運行，進而影響人的身體健康。

每個人都希望自己在步入老年後，依然保持身體健康，並能長壽。而長壽的秘訣就是心理平和，遠離不良情緒。那要怎麼保持平和呢？答案一共四個字——裝聾作啞。

人們常說「老不舍心，少不舍力」，但實際上對老年人而言，真正做到「裝聾作啞」並非易事。因為人在退休後，沒了自己的事業，大多精力就用到了兒女們的身上。他們對子媳之間的爭吵、兄弟之間的糾紛、親友間的人情往來，甚至是食品的採購、家居的置換等大事小事都要干預一下。總擔心子女不會辦事，或辦不成事。其實自己費心做的事，子女不一定領情，殊不知，如此「盡心盡責」對自己身心的危害真不少。既然子女已經長大成人，對於不該管的事，就放手吧。

為了家庭和睦，也為自己的健康長壽，老人家「裝聾作啞」著實是家庭關係和諧的重要指標。平時，老年人應該走出家門，到朋友圈裡，讓自己的生活豐富多彩。這樣，子女們受到了尊重，得到了在社會歷練的機會，自己也有了更多的時間和精力安排生活。當一個人懂得自尋其樂，保持心理平和，自然也就能長壽了。

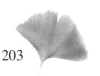

什麼都放不下，就什麼都得不到

很多人因為心裡無窮的欲望，人忙心也累，使得人心和人性都迷失了方向，所以他們會覺得很疲憊。有的人在追求養生上也是如此，一邊天天鍛煉身體，吃好一日三餐，另一邊又整日憂心忡忡地擔心自己哪天就「走」了。這樣的人什麼都放不下，也就什麼都得不到。

兩千年前，秦始皇為了尋找長生不老之藥，派了八百童男女去往東海求藥，可還是沒有用。古代有多少帝王為了能夠永坐江山，不惜耗費錢財精力製造抗衰老的藥。但是，他們在服藥物的同時，又恣情縱欲，不注意改變壞的生活習慣。這些不良的習慣不僅耗傷人的氣血，更耗傷他們的精氣神，這才是人體衰老的根源。

因此，若想老得慢，一定要將功利之心放下，輕鬆對待身邊的人和物。如果你整天追逐名利或一些身外之物，心神和心血就會一直耗損，這樣下去自然就老得快。其實抗衰老的仙丹就在我們的心中，可惜的是，很多人在追求養生的道路上，太急功近利，在浮躁的心態下，追求進補之藥，速效之功，結果不明白自己的體質就亂補，這就好比毒藥穿腸，等於慷慨赴死啊。

其實，抗衰老的過程就是養心、養氣、養神的過程，與其花那麼多精力和財力去外面追名逐利，倒不如好好關心一下自己的內心。

老人們在養生時需要輕鬆一些，如果你覺得難以做到，不妨通過「玩」的方式來養生，這樣既能得到心理上的滿足，又能有運動的效果。比如，有的人喜歡打太極拳，這能刺激身上很多穴位，鍛煉身手的靈活性，對延緩大腦衰老也很有好處。也有不少老人喜歡放風箏，這既能鍛煉頸椎和肩部，還能呼吸到新鮮空氣，讓老人越玩越年輕。

越喜歡歎氣，離衰老就越近

現代社會裡，很多人不管是年輕的，還是年老的，都有著愛歎氣的毛病。人們常會說：「愁一愁，白了頭」，中醫裡也有這樣一句話：「憂則疾生」。憂愁煩悶的情緒對健康有著很大的損害，它是衰老的催化劑，一旦被憂愁纏身，必然會損耗人的身體健康。

從中醫的角度來說，氣鬱體質者經常歎氣，就是「善太息」，有太多的愁緒需要通過一聲「歎氣」歎出來，而且這類體質的人多體形偏瘦，常感到悶悶不樂、情緒低沉，還經常會出現兩脅脹痛，失眠、健忘等症狀。《紅樓夢》中的林黛玉就是典型的氣鬱體質。

中醫認為，生命活動的維持必須依靠氣，當氣不能外達而結聚於內時，便形成「氣鬱」。心情不舒暢就會導致氣鬱，如果長期得不到調理，就會造成血液循環不暢，致血瘀、痰濕，疾病也會應運而生。

現在社會競爭越來越激烈，人的壓力增大、生活節奏也加快，導致很多人精神緊張、心理壓力過重，使得氣鬱體質的人越來越多。很多人不解，人為什麼會歎氣？這是因為氣機不暢，人就會覺得悶、不舒服，無意識地想要通過歎氣來舒展氣機。

如果我們在生活中看到一個人坐在那兒莫名其妙、不由自主地歎氣，那他心裡肯定有不開心的事，或是他潛意識裡有讓他感覺不舒展、不痛快的事情。對於這樣的情況，一般吃點逍遙丸來疏肝理氣就可以了，它主要是從肝鬱、血虛、脾虛三個方面調節人的情志。但要想徹底調理好氣鬱體質，關鍵還是要保持快樂的心情，並且懂得釋放自己內心的壓力，選擇一些輕鬆的有氧運動，多親近大自然，讓自己的心情得到轉換，自然會開朗得多。

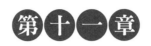

第十一章

最有效的八大抗衰養生穴

　　自古以來，中醫就將人體的穴位當作是靈丹妙藥來使用。如果你瞭解經絡，當身體某個部位出現不適症狀時，就可以不需藥物，只在身體上對穴位給予正確刺激，就可緩解症狀，壽享天年。

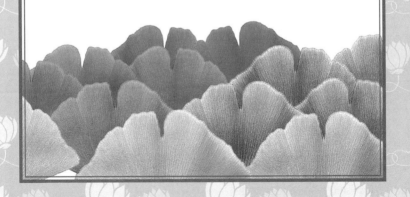

足三里——人體第一長壽穴

　　從古至今，人們一直非常重視足三里穴的保健作用，民間也有「肚腹三里留」的說法。足三里穴是胃經的要穴，而胃是人體的一個「給養倉庫」，胃裡的食物只有及時地消化、分解、被吸收，人體的其他臟器才能得到充足的養分，人才能身體健康，精力充沛。所以，胃部消化情況的好壞，對我們來說極為重要，而足三里穴則能擔此重任。

　　醫務人員為了證實足三里的重要，曾經做過一個實驗：每天刺激病人的足三里20分鐘，連續刺激1周，他的血液蛋白含量出現增高，白細胞吞噬能力增強，免疫力也就提高了。這就是俗話「常打足三里，勝吃老母雞」的理論依據。因此，足三里可說是我們抗衰老的第一長壽穴。

　　足三里穴在外膝眼下3吋，距脛骨前脊1橫指，取穴時，屈膝由外膝眼向下量4橫指，在腓骨與脛骨之間，由脛骨旁量1橫指，該處即是。刺激足三里穴時可採用下面三種方法。

　　1.拇指按揉足三里：平常保健時，可直接將拇指的指面著力於足三里穴上，垂直用力，向下按壓並揉之，剩下的四指可握拳或張開，起到支撐的作用。刺激時會產生酸、麻、脹、痛和走竄等感覺，持續幾秒後，漸漸放鬆，之後反復操作即可。

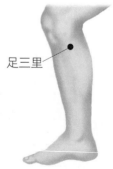

足三里

　　當然，如果身體不舒服了，用足三里調理時手法就不一樣了。足三里也稱作「足三理」，也就是理上、理中、理下。胃處於肚腹的上面，因此胃脹、胃脘痛時，需要向足三里的上方用力；腹部正

中出現不適時，就需要向內按；小腹上的病痛，就要按住足三里向下方使勁。有痛經史的女人可以用理下的方法緩解疼痛。

2.捶打足三里：手握空拳，拳眼向下，垂直捶打足三里穴。捶打時會產生一定的酸、麻、脹、痛和走竄等感覺，反復操作幾次即可。

3.艾灸足三里：這是足三里保健最經典的方法，其中化膿灸又是最好的方法。顧名思義，化膿灸是讓被灸的地方燙傷，並化膿，產生疤痕。因此，這種灸法不適合在頭、頸、面部等有礙觀瞻的地方進行。

運用足三里化膿灸法時，可先在穴位上塗抹少量的蒜汁，以增強黏附力。將大小適宜的艾炷放在穴位上，用香火頭點燃艾炷開始灸，當艾炷燃盡後，繼續放下一個灸，直到規定壯數灸完為止。施灸時，直接作用於皮膚，所以人會感到劇痛，此時可以輕輕拍打足三里周圍的皮膚，緩解疼痛。施灸後，局部會化膿，所以在燙傷癒合之前，要對施灸部位進行常規的消毒護理，以免感染。

當然，大家也可以用艾條灸，每次灸15～20分鐘，艾灸時讓艾條離皮膚2公分，灸到局部的皮膚發紅，緩慢地沿足三里穴上下移動，注意不要燒傷皮膚。

常熬夜的人，最好能經常艾灸足三里。因為熬夜聚濕傷陽，濕氣最常聚集在脾胃上，足三里是祛除脾胃濕氣的有效穴位。

總之，不管使用哪種方法，一定要每天堅持，並按要求去做。每天花上幾分鐘就能換來身體健康，非常值得。

神闕穴——生命從這裡開始

神闕穴就在我們肚臍眼這個位置。我們都知道臍帶是胎兒從母

體吸取營養的唯一通道，嬰兒生下來後，這條吸收營養的通道就關閉了，而刺激神闕穴就等於重新啟用這條通道，只不過，這時我們不再從母體吸收營養，而是從生命的源頭上激發自身的潛能，它的作用在於激發人體的元神和元氣。

元神和元氣就是人在生命開端那一刻就有的神和氣，它的力量是很強大的，不然不能發育成胎兒的生命。元神和元氣一直伴著人走完生命的全過程，而很多疾病都源於元氣的衰弱，如精神不振、男女性功能不調、腸胃功能衰退等，這些病都是慢性的，甚至可能伴隨人一輩子，但只要重新啟動元氣和元神，就能使精神飽滿，免疫力提升，而且可使很多病都快速治癒，它可說是一個返老還童和起死回生的穴位。

1.隔鹽灸：古人很重視神闕穴的養生和保健功能，名醫陳良甫說：「舊傳有人年老而顏如童子者，蓋每歲以鼠糞灸臍中的神闕穴一壯故也。予嘗患久溏利，一夕灸三七壯，則次日不如廁。足見經言主瀉痢不止之驗也，又予年逾壯，覺左手足無力，偶灸此而癒。」這段話是說灸神闕穴可延緩衰老，治療慢性腹瀉，還可治療四肢無力。

以下為大家介紹一種補腎陽的方法：隔鹽灸。它尤其對男人因為腎陽不足引起的「五更瀉」有神效。灸肚臍眼時，首先要在肚臍眼裡填滿細鹽粒，然後將艾炷放在鹽上灸。灸多長時間呢？古代一種說法要灸滿300壯，其實大家每次灸15～30分鐘就行，每日1次，連灸10次為1個療程。如果是用艾條，每次灸半根，每日2次，隔日一灸，10次為一個療程。

中醫認為鹹味可以入腎，在肚臍眼裡填滿鹽粒後再灸，能夠使鹽的鹹味進入身體，引導艾灸的力量到達腎，這樣就可以達到補腎助陽

的目的了。除了隔鹽灸，還可以將各種中藥製成藥餅灸，或者放上薑片灸。

2.摩腹：每次吃完飯如果條件允許，可以摩摩腹，這樣不僅有助消化，還能提高睡眠品質。說起摩腹這個方法，可謂歷史久遠。兩晉時期著名的養生家陶弘景對此就有論述，他說人在吃飯後稍事休息，就可以出去走走，然後手上沾些滑石粉在腹部進行按摩，這樣可防止消化性疾病，達到延年益壽的目的。以下介紹一種常用的摩腹方法。

摩腹前，先將雙手搓動一分鐘，直到手心發熱。將發熱的掌心貼在肚臍上，注意只用一隻手即可，然後快速地小範圍摩動，一隻手累了可以換另一隻手。摩一段時間，就會發現肚臍內出現了發熱感，並且向四周放散開去，這時就可以停止了。很多人分不清摩腹和揉腹，其實這兩者很好區別，摩只是對皮膚的摩擦運動，而揉則需要向內壓的力。知道它們的不同，更方便大家對症按摩。

剛才我說了摩腹的兩大功效：促消化、助睡眠。促消化好理解，可為什麼還能幫助睡眠呢？實際上，我們在摩腹時，主要是掌心勞宮穴在對著肚臍摩，勞宮穴是心包經上的經穴，而肚臍為先天經絡彙聚之處，腎為先天之本，故必通於腎氣。掌心的溫熱作用於肚臍，可使心神交通，能夠安神健腦，提高睡眠品質。

3.揉腹：揉腹時，需將雙手掌重疊在一起放在肚臍上，稍微用力向下按。然後順時針方向按摩，比摩腹時轉動的頻率要慢一些，先是小圈摩動，之後慢慢擴大到整個腹部，揉腹最好能堅持5分鐘。

揉腹時的關鍵點是要掌握摩動的範圍，如果把它具體化，就是上至中脘穴，下至關元穴。這個範圍是如何得來的呢？中醫上將肚臍以上定為中焦，居脾胃；肚臍以下為下焦，居肝腎。脾胃是氣血生化

之源，供應著人體後天的營養，被稱為後天之本，肝腎則合稱為先天之本。中脘穴和關元穴，一個是呵護後天脾胃的重要大穴，一個是滋養先天之氣的重要大穴。肚臍在二者中間，揉腹時既穿越了先天後天的分界線，又刺激到了先天後天的代表穴，所以能收到先後天同補的功效。

抗衰小祕方

　　灸神闕穴雖然有補腎助陽的良好作用，但在使用時也有一定的時間限制。在《類經圖翼》中就提到了隔鹽灸的方法，書中認為秋、冬、春三個季節都可以使用，但是不能在夏天使用，原因是「人之神夏月在臍，故不能灸」，意思就是，根據中醫五行的理論，夏天屬火，而艾灸也屬火，夏日艾灸容易讓人上火。

命門穴──補腎壯陽，提升陽氣

　　一說命門，誰不會油然而生幾分敬畏之心？命門，顧名思義就是生命之門。武俠小說中，命門的出現機率也很高，它通常是很多高手在對決前首先要保護的地方。究竟什麼是命門呢？古代醫家將命門比喻成走馬燈運轉的動力源（走馬燈中點燃的蠟燭）──火，認為命門火就是人體的陽氣之源。命門火旺，身體強健；命門火衰，則體弱多病。命門對男子所藏生殖之精和女子胞宮的生殖功能有重要影響，對各臟腑的生理活動有著溫煦、激發和推動作用，對食物的消化、吸收

與運輸，以及水液代謝等都具有促進作用。

這樣一來，命門穴就成了人體的長壽大穴，它的功能包括腎陰和腎陽兩個方面。從臨床看，命門火衰的病與腎陽不足多屬一致，

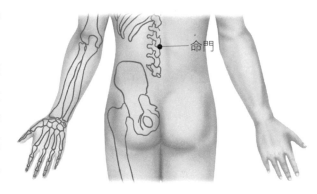

命門

所以，補命門火的藥物又多具有補腎陽的作用。取穴時，一般採用俯臥姿，命門穴位於人體的腰部，當後正中線上，第二腰椎棘突下凹陷處，與肚臍相平的區域，指壓時，有強烈的壓痛感。命門穴的保健方法主要有兩種：

1.按摩命門穴：按摩時最好換上寬鬆的衣服。雙手掌心相對，搓熱後重疊反剪放在後背命門穴上，然後上下摩擦即可。如果覺得這樣按摩單調，也可以旋轉著上下、左右按摩，一邊按摩一邊打節拍，直到此處有溫熱的感覺。

這種按摩法隨手就可以做，儘管非常簡單方便，但功效毫不遜色。這麼做的主要目的是讓命門穴發熱，給身體補充陽氣。通過命門補充陽氣，就好像打開窗戶讓太陽照進來一樣。為了增強按摩效果，還可以在按摩後將兩掌搓熱捂住兩腎，意念守住命門穴約10分鐘。

2.艾灸命門穴：艾灸的效果更好，先將艾條的一端點燃，在命門穴上方2～3公分處開始艾灸，距離以使局部皮膚有溫熱感而不灼痛為宜，每次灸上十幾分鐘，直到局部皮膚產生紅暈為度，隔天灸一次。這種方法既能作為日常保健，也適用於女性手腳冰涼、老年人關節怕

冷、男性尿頻尿急等諸多陽虛症狀。

關元穴——固護元氣的命定要穴

宋代時，一位著名醫家竇材，託名「扁鵲再生」寫了一部《扁鵲心書》，書中有這樣一個故事：南宋年間，一名叫做王超的軍人在退役後做了江洋大盜，屢屢犯案，官府卻怎麼也抓不到他。結果，一直到他九十歲時還逍遙法外，並且精神矍鑠，不顯老狀。後來終有一天，經過官府的設計他被抓住，並被判了死刑。臨刑前，監斬官奇怪他這麼高的年齡，身體還如此健康，就詢問養生秘術。王超便將自己年輕時師父授他的一個秘術供了出來，稱為「黃白住世之法」，即在每年夏秋之交，用艾火燒灼小腹部的一個特殊穴位一千炷。這樣長久地堅持下去，臍下總像有一團火那樣溫暖，身體也一直保持著青壯年的水準，冬不怕冷，夏不畏熱。監斬官並不相信他的話，後來將王超處死後命人將他的腹部剖開，果然發現一塊非肉非骨之物，凝然如石，這就是長期施灸所致，是元氣彙聚、凝練而成之物。

故事中王超艾灸的地方就是關元穴。中醫認為，人活著就是靠一口氣——元氣，沒有了元氣，人就要死了。小孩生下來時手是握著的，叫做握固，固的就是元氣；人死時手攤開了，元氣渙散，叫做撒手歸西。關元穴就是關住元氣，不讓元氣外泄的一個穴位，是人體抗衰老的重要穴位。

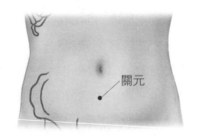

關元穴在腹部的正中線上，肚臍

下3吋，將大拇指之外的四指併攏，以中指的中間關節為準，這個寬度就是3吋。以它為準，四指下面之處就是關元穴，通常以艾灸和按摩作為保健法，以下就詳細介紹使用關元穴時的一些注意事項。

1.**艾灸關元穴**：推薦大家使用艾條灸的灸法，點燃艾條的一端後，對準下腹部的關元穴距離皮膚2～3公分即可。你會發現，不到兩分鐘，穴位附近的皮膚就開始發熱、發燙，如果繼續堅持下去恐怕會像化膿灸一樣燙傷。這時大家就要變通一下，艾條不能直接對著關元穴不動。怎麼辦呢？介紹給大家兩種艾灸的方法：雀啄灸和迴旋灸。雀啄灸是將艾條點燃後，對準關元穴一遠一近，就像麻雀啄食一樣；迴旋灸是將艾條點燃後，在關元穴上方左右兩側來回移動，或者反復畫圈式灸治。

艾灸的時間沒有具體限制，慢性病史較長、體質虛弱的人，每次灸關元穴的時間可以稍長一些，但通常不能超過我們所買艾條的一半。艾灸關元穴的最佳時機是自秋分開始到春分的這段時間。一般溫和灸15分鐘左右下腹就會有溫熱感，而且這種溫熱感還會擴散，讓身上的每個毛孔都能享受暖洋洋的感覺。

2.**按摩關元穴**：有些人平時上班忙，沒時間艾灸，不用擔心，按摩關元同樣有助於補益先天元氣，抗擊衰老。

首先，雙手掌心相對，上下摩擦將掌心搓熱。掌心處的勞宮穴是心包經上的穴位，因此搓熱掌心就等於刺激到了心臟。然後，將搓熱後的掌心放在穴位上進行溫熱的刺激，最後順時針按摩關元穴。按摩時動作要緩慢，力量輕一些有補益作用，這樣按摩一下關元穴，局部就會出現溫熱感，操作時間一般不少於5分鐘。

抗衰小秘方

　　關元穴所在的任脈被稱為「陰脈之海」，所以灸關元還有補人體一身之陰的作用。很多中年女性，容易出現口乾舌燥、皮膚乾燥、月經量少、煩躁易怒等問題，這時就可以通過灸補之法，滋一身之陰，從根本上延緩衰老的進程。艾灸關元穴可隔日灸1次，20次為一個療程，建議女性過了35歲之後都灸一下關元穴。

百會穴──補陽添陰通百竅

　　喜歡《天龍八部》這部小說的人，應該記得灰衣僧人和慕容復的父親慕容博的那場對決，文中這樣寫道：豈知那老僧一掌輕輕拍落，啪的一聲響，正好擊在慕容博腦門正中的百會穴上，慕容博的一格一退，竟沒半點效用。百會穴是人身最要緊的所在，即是給全然不會武功之人碰上了，也有受傷之虞，那老僧一擊而中，慕容博全身一震，登時氣絕，向後便倒。慕容復大驚，搶上扶住，叫道：「爹爹，爹爹！」但見父親嘴眼俱閉，鼻孔中已無出氣，忙伸手到他心口一摸，心跳亦已停止。

　　小說中不免有誇張的成分，但百會穴的確是個極為特殊的地方。百會，顧名思義，這裡是手、足三陽經及督脈的陽氣交會點。督脈被稱為「陽脈之海」，而百會穴正好在人體當中最高的位置，從中醫上來看，百會穴可謂是人體陽氣最充盛的部位了。由於陽氣有充養

人體髓海的功能，而腦為髓海，所以百
會穴對人的神志功能也有調節作用。經
常刺激這個穴位，能夠帶動人體一半經
絡以及大部分的穴位；對於身體漸虧、
身體虛弱的中老年朋友來說，更是能有
補陽填陰的作用。

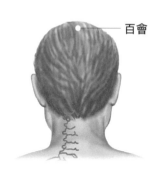

百會

　　平時提到百會穴，大部分人都知道它
位於人體頭頂的正中，兩耳尖直上連線的中點就是此穴。不過，這樣
的取穴方法還是不夠精確。古人對此穴有「百會可納豆」的形容。因
此，大家可以在兩耳尖連線的中點上下仔細循按，頭頂處找到一個明
顯的凹陷處就是了。

　　百會穴可以治療的疾病非常多，除了頭痛、高血壓、低血壓、
失眠、焦慮等症外，還對受風頭重、中風、耳鳴、泄瀉等病都有很好
的輔助治療作用。百會穴既是保健穴，又是長壽穴，經常按壓此穴，
可激發人體潛能，增強體內的正氣和抵抗力，調節心、腦血管系統功
能，延年益壽。百會穴的刺激方法主要有下面幾種：

　　1.按摩百會穴：端坐在椅子上或床上，把手掌放在百會穴上輕輕
按摩，順時針和逆時針方向各50圈，每日進行2～3次。這樣做能夠幫
助疏通經絡，提升督脈的陽氣，對高血壓和低血壓的患者都有益處。

　　2.叩擊百會穴：手掌微屈呈碗口狀，即空心掌，然後輕輕叩擊百
會穴，連扣10下。剛才說了，百會穴為諸陽之會，叩擊時能活血通
絡，尤其是當外感風寒出現頭痛，因為休息不好引起的頭部脹痛時，
都有不錯的緩解作用。

　　3.點揉百會穴：用中指或食指的指腹放在百會穴上，先由輕至重按

壓三四下，然後再向左右各旋轉揉動30～50下。體質虛弱或患有內臟下垂、脫肛等症的人在開始按摩時要輕一些，之後再逐漸加重，按摩的次數也隨之逐漸增多。需要注意的是，這裡說的「重按壓」是相對重一些即可，因為百會穴是個極為特殊的地方，千萬不能進行重刺激。

湧泉穴──給你源源不斷的生命力

相信很多人都做過足療，說實話，足底按摩的確有很多好處，不過，凡是按摩都講究「準確、柔和、持久、滲透」八字方針。湧泉這個穴位最忌暴力按壓，因為這裡是腎經的首穴，腎中精氣從這裡湧動出來，按摩時輕緩刺激為補，重刺激為泄，經常這樣操作，後果是很嚴重的。

湧泉穴位於足底，在足掌的前三分之一處，屈趾時凹陷處便是，為全身腧穴的最下部，乃是腎經的首穴。中醫認為：腎是主管生長發育和生殖的重要臟器，腎精充足就能發育正常，耳聰目明，頭腦清醒，思維敏捷，頭髮烏亮，性功能強盛。反之，若腎虛精少，則記憶減退，腰膝酸軟，行走艱難，性能力低下，未老先衰。因此，經常按摩此穴，有增精益髓、補腎壯陽、強筋壯骨之功，並能治療多種疾病，如昏厥、頭痛、休克、中暑、偏癱、耳鳴、腎炎、陽痿、遺精、各類婦科病和生殖系統疾病。

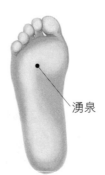

湧泉

湧泉穴的保健手法主要是按摩，能夠培補元氣，振奮人體正氣，調整臟腑的功能，延緩衰老，方法如下：

1.擦湧泉：睡前端坐，用手掌來回搓摩湧泉及足底部，要滿面搓，以感覺發燙發熱為度，這樣持續5～6分鐘，再用同樣的方法擦另一隻腳。這樣做有什麼好處呢？首先掌心處有勞宮穴，刺激它也就相當於刺激到了心包經。手擦湧泉，能夠借助摩擦本身的作用，來調節心包經和腎經的氣血運行，起到疏通經絡的作用；另外，摩擦時產生的溫熱感還能夠滲透到穴位裡面，有溫通經脈的作用；最後，在摩擦時，手心和腳心也相對摩擦，能夠達到心腎相交的目的。

2.艾灸湧泉穴：艾灸湧泉穴對失眠症很有效。方法是，點燃艾條的一端，對準湧泉穴，距離1吋左右高度，讓腳底局部有溫熱感，使皮膚出現紅潤為止（防止被燒傷）。艾灸時可自己操作或讓家人幫忙，每天艾灸20分鐘，10天為1個階段，一般在第一階段就會有效果，中間休息2～3天，再進行第二階段的調理。

3.養心泡腳法：在冷天時，很多老人都有泡腳的習慣，泡完之後既能解乏又能促進睡眠。泡腳時最好選擇木桶，這樣一來可以接自然之氣，二來能將小腿也泡到。小腿上是足三陰和足三陽經絡循行的地方，浸泡小腿能全面調理人體的功能狀態。在木桶的底部可以平鋪上一層大小均勻的石頭，這樣泡腳時就可以順便做做足底按摩，對整個足底的穴位進行按摩刺激。水中還可以撒上艾葉和紅花，幫助通經活絡。當然，具體的藥物可依不同的身體情況來選擇。泡腳時間以15～20分鐘為宜，水涼後需要不斷地續加熱水；身體比較虛弱的人，泡腳時間不宜太長。

4.鹽袋熱敷法：做個鹽袋子，把它放在微波爐裡加熱一下，每天晚上洗完澡後看電視或者看書前，在鹽袋子外面裹一層可以清洗的毛巾，然後踩在上面。利用鹽袋子來溫暖湧泉穴，健身效果也很好。

委中穴——緩解老人病痛的「大隱士」

中醫針灸口訣中有一句話——腰背委中求。一次，我社區一位老人家說他最近經常腰背酸痛。於是我問他：「您腰酸背痛，那腿上膕窩的地方有沒有條索狀或者小包啊？」他一臉驚奇地看著我說：「有一個硬疙瘩，你是怎麼知道的？」

為什麼人腰酸、背痛或腰椎間盤突出時，會影響到膕窩呢？其實腰部和背部的絕大多數疼痛問題都出在膀胱經上，膀胱經在人體的腰部和背部，只要讓膀胱經氣血通，絕大多數的腰背痛都能得到緩解或解決。委中穴在腿部的膕窩處，它屬於膀胱經，如果此處氣血不通，就會導致人的陽氣不足，腰背部就會產生疾病。這時可通過刺激委中穴，來振奮整個膀胱經的活力，治療腰肌勞損型的陽氣缺乏症。

雖說「腰背委中求」，但這個「求」也是有物質基礎的。健康人的膕窩處是凹陷的，如果腰背出現問題，這裡可能就會出現凸起物、條索狀或者壓痛點，這時讓醫生將這裡的小包扎下去，或者自己用按摩的方法將它揉開，這樣才能緩解腰背痛。但如果腰背疼痛時，委中穴這裡毫無反應，那就不要再「求」這裡了。

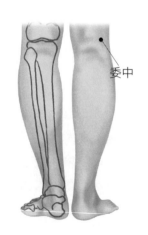

委中

有的人在受腰背疼痛折磨時，可能一輩子都沒用過身上這個寶貝，那真是太可惜了。這裡為大家介紹三種刺激委中穴的方法，讓它幫助我們挺起健康的脊樑。

1.按摩委中穴：按摩時最好趴在床上，讓家人幫忙，先拿捏膕窩處，幫助疏通氣血。然

後用雙手拇指端按壓兩側委中穴，力度以稍感酸痛為宜，一壓一鬆為
1次，一般可以連續按壓20次左右。在按壓的同時，可配合著腿部的屈
伸。如果能在委中穴上塗抹一點刮痧油或藥酒，效果會更好，不僅可
治療腰痛，還能解除腿部酸痛。

2.拍打委中穴：拍打膕窩對緩解腰痛有不錯的作用，因為在拍打
時，很自然就拍打了委中穴。這樣一來，就可以去除膀胱經上的瘀
阻，緩解病痛，並有補腎的作用。每日堅持1次，每次兩條腿各拍打
150下。拍打兩膕窩時，大家可能覺得不太方便，總覺得使不上力氣，
此時，可讓家人拍打按摩，這樣力度更易掌握。如果還是覺得手掌的
力度不夠，也可以用一些輔助工具，如按摩槌。

3.擀麵杖療法：武國忠醫師在《黃帝內經使用手冊》中介紹過擀
麵杖的方法：「找一根擀麵杖，在火上微微加熱，然後在膕窩部鋪上
一塊乾毛巾，用熱擀麵杖輕輕地在膕窩部來回擀動，逐漸加力。不要
擀太疼，以舒適為度。或者在擀麵杖涼了以後，再用擀麵杖輕輕拍打
膕窩部。」總之，大家可根據自己的承受度，靈活刺激委中穴。

中脘穴——補足後天抗衰老

從小到大，再到老，我們的脾胃總會出現各種各樣的問題。中醫
上講「脾胃為後天之本」。如果一個人先天稟賦不足，體質虛弱，就
可以通過健壯脾胃之氣，進一步補充不足的先天精氣。

由於有一些不好的習慣，很多人有脾胃虛弱的毛病，比如有的
人吃完飯就睡，經常這樣就會造成腹脹，四肢無力；也有的人脾氣不
好，愛生氣或者有抑鬱傾向，也會影響到脾胃的運轉。這時就不能單

純用藥物治療了，因為如果脾胃本身就有病，吃了藥也不容易吸收，影響療效。這時，我們就可以求助中脘穴了。

在講中脘穴之前，先跟大家分享一個在《古今醫統大全》上的一則醫案：古代的一位官員娶了四房小妾，人們常說「三個女人一台戲」，這四個小妾在一起更是整日爭風吃醋，希望在博得官員寵愛的同時能多存點私房錢。除了小妾之外，這個官員還有一個大老婆，她每天都在調理幾個女人之間的糾紛，還要提防著是不是有人要「謀權篡位」。天天如此，家裡的瑣事直接影響著她的健康，到了飯點，她有時因為生氣就不吃了，有時還沒開飯她就餓了，於是吩咐僕人臨時做點。就這樣，食無定時，食無定量，時間一長，她就發現自己的胸腹部脹滿不適，沒有食欲，一天只能吃一頓飯，而且兩肋處時有刺痛感。

醫生來了之後，分析了一下，判斷她這一方面是脾胃功能下降，運化失常；另一方面是肝氣鬱滯，經脈不暢。於是，先用艾葉給這位夫人艾灸了中脘穴，以振奮脾胃的陽氣，使其運化功能正常發揮。之後又輔以「木香順氣湯」，令她瘀積的肝氣得以消散。不長時間，她的病就好了。

在這個醫案中，醫生是利用中脘穴幫助病人健脾開胃的。中脘穴可稱得上是「萬能胃藥」，能夠幫我們解決各種消化問題。之所以說中脘穴是「萬能」，有

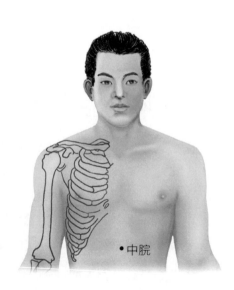

●中脘

三方面原因：首先，中脘穴在生理位置上位於胃的賁門和幽門之間，因此能夠輔助治療胃部疾病；其次，中脘穴還是胃經的募穴，當胃有病變時，這裡最先發生反應，同樣在此處治療，也能有效緩解各種胃病；此外，這裡還是八會穴的腑會穴，也就是說，六腑的病，都可以配用這個穴。

說了這麼多，趕緊來瞭解一下中脘穴的位置。中脘穴位於上腹部，前正中線上，臍中上4吋處，即一個橫掌的距離。要注意的是，所說的橫掌，是以自己的手掌作為尺度的。刺激中脘穴的方法有下面三種：

1.艾灸中脘穴：艾灸中脘穴有散寒止痛的效果，除了普通的溫和灸之外，大家還可以嘗試下隔薑灸。方法是：將鮮生薑切成3～4公分厚的薑片，用針孔點刺許多小孔，以便熱力傳導，上置大小適量的艾炷，點燃施灸，一般灸到病人覺熱，局部皮膚出現紅暈汗濕為度。如初灸1、2壯感覺灼痛，可將薑片稍提起，然後重新放上，亦可在薑片下放紙片再灸。

2.按摩中脘穴：雙掌重疊或單掌按壓在中脘穴上，順時針或逆時針方向緩慢進行圓周運動。注意手下與皮膚之間不要出現摩擦，即手掌始終緊貼著皮膚，帶著皮下的脂肪、肌肉等組織做小範圍的環旋運動，使腹腔內產生熱感為佳。操作不分時間地點，隨時可做，但以飯後半小時做最好，力度不可過大，否則可能出現疼痛和噁心的症狀。

3.「刷」中脘穴：即用毛刷刺激中脘穴。保持直立姿勢，用無柄毛刷在以中脘穴為中心、直徑為10公分的範圍內作鋸齒形的刷動，這樣可以刺激胃部的各個穴位，見效很快，每次飯後都可以做。

抗衰小秘方

　　一些炒焦的食物、藥物有消除食積病症的作用，其中最常用、最有效和最簡單的方法就是使用「焦三仙」來消食積。「焦三仙」其實並不是一味藥，而是由三味藥組成的，它們分別是焦麥芽、焦山楂、焦神曲。這「三仙」各有其本領，其中焦麥芽專門負責消化澱粉類食物的積滯，這類食物包括馬鈴薯、紅薯、芋頭等；焦山楂善於治療各種肉類食積，而肉類中最容易消化的是兔肉，消化率可達85%以上，特別適合脾胃虛弱者和老年人；焦神曲則善於消化麵食，如饅頭、包子、餃子、麵條等。三藥合用，能明顯增強消化功能，藥店裡也很容易買到。使用時，可用焦三仙各30克，水煎服，每日1劑，一般連用3天即可見效。

經絡儀──經絡學說的現代應用

　　我們的祖先，經過長期的醫療實踐和智慧的結合，創造發明了驚世的經絡學說。《黃帝內經》說：「夫十二經脈者，內屬於腑臟，外絡於肢節」，這就說明經絡內連五臟六腑，外及四肢百骸，經筋皮部，五官七竅，把人體各部緊密地聯繫在一起，構成了一個活動的、統一的有機體。人體五臟六腑的疾病都可以通過經絡表現出來，從這個角度而言，瞭解了經絡的變化有助於瞭解人體的身體情況。

　　現代科技的發展，不僅更加明確了經絡物質的存在，還為合理利用經絡提供了有力支援。經絡儀就是在這些研究基礎上發展起來的一

種高科技產品，它一方面通過檢測、分析人體十二經絡的能量資訊，將人體的健康狀況數位化、圖表化；另一方面借助物質檢測的功能，測試特定的食品、藥品或保健品是否適合個體，它可以把人體的病症與所服用的產品進行物質比對，讓你找到最理想、最適合使用的產品，可說是經絡學說的現代化應用。

經絡儀的成功研製與現代的三項研究密不可分，它們分別是良導絡、EAV（博爾電針）和磁波共振技術。

良導絡是1950年由日本中谷義雄博士的研究團隊發現的，他在實驗中發現人體皮膚上排列著極易通過電流的點，稱為良導點。將這些良導點聯接起來的線狀脈絡，簡稱為良導絡。中谷發現，良導點的位置絕大多數和經絡穴位一致，而且它們的循行路線與十二經也基本相似。通過觀察這些良導電的電性變化，可以探知人體的經絡反應，進而瞭解臟腑的機能狀況。

EAV（博爾電針）是德國針灸學家博爾自1953年開始創用的一種在穴位上進行的無針電刺激療法。他認為人體特定器官能夠發射出特定的電磁波，並且表現在人的皮膚上，通過EAV來測量人體皮膚上的電能變化，最終繪成的線路圖，竟然和中醫幾年前繪製的經絡路一樣。經過長期臨床試驗觀察，他發現EAV不僅可用於治療，更為重要的是還可用於臨床早期診斷、預防和測試藥物的效力。

磁波共振技術是通過電磁波共振原理，提取測試物質的電磁波，與人體特定器官產生的共振頻率比對，如果二者可以產生共振，則說明該物質對器官有影響。具體測試時，可通過試藥板將物質的生物電磁波導入到人體，運用特殊的運算技術來檢測該物質對人體的影響。

經絡儀正是以日本的良導絡與德國的EAV技術為基礎，利用磁波

共振技術分析全身狀況，並檢測物品對身體的影響。同時，經絡儀還可以根據被測者的獨特情況提供客製化的保健品。

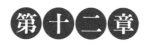

第十二章

當代名家獨門抗衰益壽功

歷代養生家通過研究古人的養生經
驗，結合自身的實踐，總結出了各種不同
的養生之術。在當代，很多名醫都有自己
獨門的抗衰益壽功，這些經過長期經驗總
結出的方法，是我們在抗衰老道路上的好
幫手。

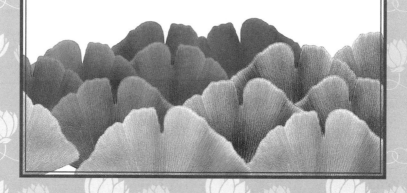

馬禮堂——六字訣養氣功

六字訣是從我國古代就開始流傳的一種養生方法，屬於吐納法。歷代文獻對此功法也有很多論述，到了唐代，名醫孫思邈根據五行相生的順序，配合著四時的特點，編寫了一首根據六字訣治病的歌：

春噓明目夏呵心，秋呬冬吹肺腎寧。

四季常呼脾化食，三焦嘻出熱難停。

髮宜常梳氣宜斂，凶宜數叩津宜嚥。

子欲不死修昆侖，雙手摩擦常在面。

我們的臟腑和經絡運行受到內外不同作用力的影響，呼氣時不同的口型會令唇、舌、齒、喉產生不同的形狀和變化，這些變化會形成對胸腹部不同的內在力，從而影響著不同的臟器。古人從長期的實踐中總結出了「噓、呵、呼、呬、吹、嘻」六個字的口型，分別影響肝、心、脾、肺、腎和三焦。在呼氣時，若能用意念和動作導引氣血循經運行，就能達到強身健體、益壽延年的效果。

以下介紹的是著名氣功專家馬禮堂老師的六字訣，它最大的特點就是能強化人體內部的組織機能，通過鍛煉中的發音，可以誘發和調動臟腑的潛在機能來抵抗疾病的侵襲，防止人們因為年齡增長而出現的過早衰老。

預備式

兩腳平行與肩同寬，頭正項直，百會朝天，內視小腹，輕合嘴唇，舌抵上齶，沉肩墜肘，兩臂自然下垂，兩腋虛空，肘微屈，含胸拔背，鬆腰塌胯，兩膝微屈，全身放鬆，頭腦清空，站立至呼吸自然

平穩。

馬老認為，這套六字訣的功法從預備式開始練習，每變換一個字都要從預備式起。練功初始，預備式可多站一會兒，以體會鬆靜自然，氣血和順之雅境。當放鬆之時，呼吸微微綿綿如安睡狀態，再開始練功。正式練功前還要進行調息，採用自然呼吸法，舌抵上齶，或者也可採用順腹式呼吸。調整呼吸後，要稍事休息。預備式如何做呢？

1.兩臂從體側徐徐抬起，手心向下。

2.待腕與肩平時，以肘為軸使小臂外旋，轉至手心向上。

3.隨即曲肘使指尖向上，高度不過眉毛，再向內劃弧，兩手心轉向下，手指相對。

4.兩手似按球狀由胸前徐徐下落至腹前，兩臂自然下垂，恢復預備式。

噓字功平肝氣

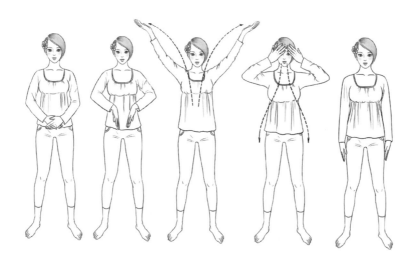

噓讀需，兩唇微合，嘴角橫繃，略向後用力。具體動作如下：

1.呼氣念噓字，足大趾輕輕點地，隨即放開。

2.兩手由肝經之急脈穴處起，手背相對向上提，經章門、期門上升入肺經之中府、雲門。

3.兩臂如鳥張翼向上、向左右展開，手心向上；兩眼反視內照，隨呼氣之勢盡力瞪圓。

4.呼氣盡，吸氣時屈臂，兩手經面前、胸前下轉為拇指尖相對，其餘四指指尖向下順腹前按摩徐徐而下，垂於體側。

5.雙手重疊，覆於下丹田，稍事休息，再做第二次吐字。如此動作做六次，然後做一次調息，恢復預備式。

呵字功補心氣

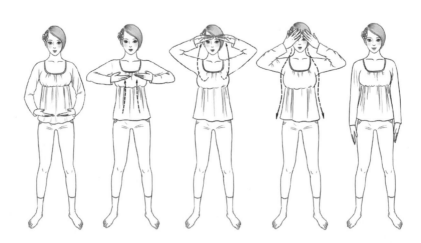

呵讀科，嘴半張，舌平放於口內，舌尖輕頂下齒，下頜放鬆。具體動作如下：

1.呼氣念呵字，足大趾輕輕點地，隨即放開。

2.兩手掌心向上由沖門穴處起循脾經上提，在胸部膻中穴處變掌為向外翻掌，上托至眼部，中指對著外眼角處。

3.呼氣盡，吸氣時翻轉手心向面，經面前、胸、腹前徐徐下落，垂於體側。

4.雙手重疊，覆於下丹田，稍事休息，再重複做，共做六次，調息，恢復預備式。

呼字功培脾氣

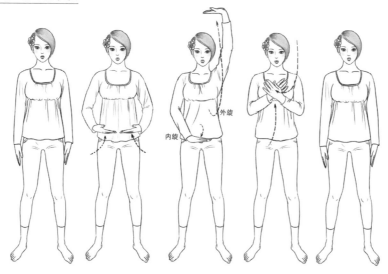

呼讀忽，撮口如管狀，舌置中央，兩側向上微卷。具體動作如下：

1.呼氣念呼字，足大趾輕輕點地，隨即放開。

2.兩手掌心向裡由沖門穴處起向上提，行至膻中穴時變掌，左手外

旋上托至頭頂（注意沉肩），同時右手內旋下按至沖門穴處，呼氣盡。

3.吸氣時，左臂內旋變為掌心向裡，從面前下落，同時右臂迴旋變掌心向裡上穿，兩手在胸前相交，左手在外，右手在裡，兩手內旋下按至腹前，自然垂於體側。

4.兩手重疊，覆於下丹田，稍事休息，再以同樣要領右手上托，左手下按做第二次呼字功。如此左右手交替共做6次，調息，恢復預備式。

呬字功補肺氣

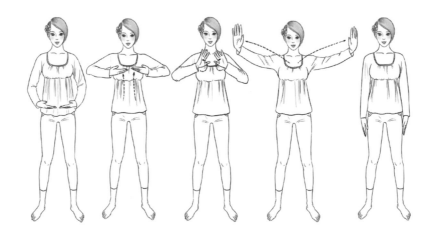

呬讀夏，聲短氣長，開口張齶，舌尖輕抵下齶。具體動作如下：

1.兩手掌心向裡由急脈穴處起向上提，過小腹漸轉掌心向上。

2.抬至膻中穴時，兩臂外旋翻轉手心向外成立掌指尖至喉部，然後左右展臂寬胸推掌如鳥張翼；同時開始呼氣念呬字，足大趾輕輕點地，隨即放鬆。

3.呼氣盡，隨吸氣之勢兩臂從兩側自然下落。

4.兩手重疊，覆於下丹田，稍事休息，再重複做，共做6次，調息，恢復預備式。

吹字功補腎氣

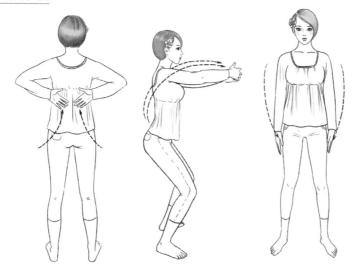

吹讀炊。撮口，兩嘴角向後咧，舌尖微向上翹。具體動作如下：

1.呼氣時讀吹字，兩臂從體側提起，兩臂向後，兩手外勞宮穴在腰部擦搓3次。

2.兩手經過長強、腎俞向前劃弧，至腎經之俞府穴處，如抱球兩臂撐圓，兩手指尖相對，身體下蹲，兩臂隨之下落，呼氣盡時兩手落於膝蓋上部。

3.呼氣盡，隨吸氣之勢慢慢站起，兩臂自然下落於身體兩側。

4.兩手重疊，覆於下丹田，稍事休息，再重複做，共做6次，調

息，恢復預備式。

　　需要注意的是，在呼氣念字的同時，足五趾抓地，足心空如行泥地，引腎經之氣從足心上升。下蹲時身體要保持正直，膝蓋不過足尖，下蹲高度直至不能提肛為止。

嘻字功理三焦氣

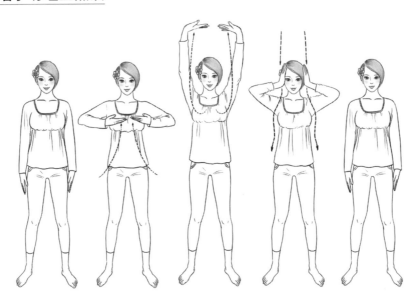

　　嘻讀希，兩唇微啟，有嬉笑自得之貌，怡然自得之心。具體動作如下：

　　1.呼氣念嘻字，足四、五趾點地，隨即放開。兩手如捧物狀由體側向恥骨處抬起，手心朝上，指尖相對，提至膻中穴。

　　2.兩臂外旋翻轉，手心向外，並向頭部托舉，兩手心轉向上，指尖相對。

3.吸氣時，兩臂內旋，兩手五指分開由頭部循膽經路線而下，拇指經過風池，其餘四指過面部，兩手再屬淵腋、日月至環跳，自然垂於體側，以意送至足四趾端之竅陰穴。

4.兩手重疊，覆於下丹田，稍事休息。再重複做，共做6次，調息，恢復預備式。

大家在練習這套六字訣時可以靈活些，既可以按照上面的順序進行聯繫，也可以根據季節單獨練一或兩個字，或者根據自己的患病情況進行重點練習。有的朋友問我這套六字訣需不需要出聲？其實，在六字訣的經典著作中，都主張「吐字勿令耳聞」，也就是不念出聲。不過，馬禮堂老先生認為五音通於五臟六腑，出聲勝於不出聲，因為出聲一方面能夠使自己辨別發音正確與否，另一方面能調動五臟六腑運動，而且出聲更容易入靜。

剛開始練習時，為了調整口型，聲音可以大一些，等到熟練之後，就可以呼氣讀字，吐氣如微風習習不使耳聞，這一點很重要。

朱增祥——拉筋養生法

隨著年齡增長，每個人都會出現筋縮的現象，從而引發頭暈、腿麻、肌肉酸痛等各種不適症狀，嚴重者會引發多種疾病。而且，年紀越大，筋縮越嚴重，引發的疾病也就越多越嚴重。

中醫認為，百病由筋生，筋柔病自消。中國香港名醫朱增祥先生在多年的醫學實踐中發現，只要人們在平常的生活中多做拉筋運動，增強經筋的柔韌性，就能達到健康長壽的目的。在《筋長一寸，壽延十年》一書中，朱老詳細介紹了拉筋的方法和注意事項。以下選擇其

中一種臥位拉筋法，為大家詳細介紹。

　　一般來說，臥位拉筋法要依賴椅子、茶几或床來進行，具體做法如下：

　　1.將兩張安全穩妥、平坦的椅子或是一張茶几擺放在近牆邊或門框處，或是選擇一張兩面靠牆的床。

　　2.坐在靠牆邊或門框的椅子（茶几、床）上，臀部儘量移至椅子（茶几、床）邊。

　　3.躺下仰臥，將靠裡面的一條腿（左腿在裡則用左腿，右腿在裡則用右腿）伸直倚在牆柱或門框上，另一隻腿屈膝，讓其垂直落地，儘量觸及地面，無法觸及地面時可用書本等物墊在腳下。

　　4.仰臥時，雙手舉起平放在椅子（茶几或床）上，期間垂直落地的腿亦可作踏單車姿勢擺動，有利放鬆髖部的關節。

　　5.保持這個姿勢10分鐘，然後再移動椅子到另一面牆或門框，或是到床的另一靠牆的邊，再依上述方法，左、右腳轉換，再做10分鐘。

　　老人家在做臥位拉筋時，如果能借助一些輔助工具效果更好。朱增祥先生在給病人進行拉筋治療時，通常會用到下面幾個工具。

　　1.**綁帶**：一般人在進行臥位拉筋時，通常會將椅子靠在牆邊進行練習，還需要一位同伴幫忙按

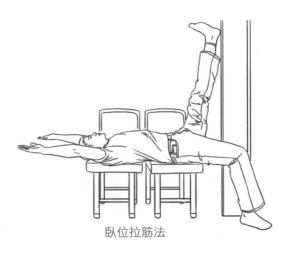

臥位拉筋法

住大腿，緊貼在牆面上。如果需要經常進行臥位拉筋，不妨自己製作一個拉筋凳，再加上綁帶的作用，一個人也可以輕鬆進行拉筋練習。練習時需要將上舉的雙腿用綁帶固定在拉筋凳的立桿上，防止大腿彎曲。需要注意的是，綁帶應綁到人膝蓋以上的位置，否則容易造成膝蓋損傷。

2.**沙袋**：在做臥位拉筋時，一條腿被綁在拉筋凳的立桿上，另一條腿則應垂直落地。但如果有筋縮情形，腳掌通常都無法落地，在沒有沙袋的情況下，只能用人力來壓腿，令腳掌漸漸靠近地面。如果有沙袋，就可利用沙袋的重量把腳掌向下拉。沙袋應該綁在小腿上，重量可根據自己的情況多設計幾種，5斤、10斤、15斤都可以。

3.**腳墊**：腳墊有兩種，一種是上腳墊，一種是下腳墊。上腳墊用來墊在那條被綁在拉筋凳立桿上的腳根處，可以用泡棉來製作，這樣墊上之後腳會舒服很多；下腳墊是放在地上，讓下面那隻腳踩上去，可以減輕拉筋的痛苦。下腳墊可以用不同厚度的東西疊在一起放在腳下，隨著拉筋時間的深入，慢慢取出腳墊，直到腳掌能夠完全落地。

4.**枕頭**：雖然臥位拉筋法主要鍛鍊的是髖部和腿部的經筋，但如果躺下時頭部不舒服，不容易一次拉筋到位。如果有枕頭墊在頭上，躺著時相對而言就會舒服很多，另外用上枕頭還能預防高血壓的人拉筋時出現問題。

5.**計時器**：有了計時器，時間一到就會自動發出聲音，避免了自己來回看時間的麻煩。另外，計時器還可以給人一種期待，讓人在忍受拉筋的痛苦時因為期待計時器的聲響，忍受力變強。朱增祥先生認為，一條腿最好能堅持拉筋10分鐘。

谷岱峰——床上八段錦

我國按摩保健的歷史悠久，流派也很多。以下向大家介紹的是谷岱峰先生家傳的床上八段錦。老先生1962年時曾自述少時因惑於科舉虛名，壯年終日奔波，以至於身體虧損嚴重，不到40歲就出現了老相，比如頭昏眼花，腰痛腿酸等。後來在父母的督促下，他開始練習此功，沒想到「練功不到半年，我就病除體壯，自此以後37年來從未間斷。在此期間，未患任何疾病，今年雖已78歲，但耳不聾眼不花，的確收到了顯著的效果。」

八段錦分為站式八段錦和坐式八段錦，這套床上八段錦屬於坐式，特點是以按摩為主。以下就為大家詳細介紹谷老先生的功法：

第一段：乾沐浴

乾沐浴法相對較長，為便於掌握又將其分為八小段。練習乾沐浴法有促進血液循環、暢通經絡的功效，經常練習可以靈活四肢關節，有助於腸胃蠕動。

1.浴手：兩手合掌搓熱，左手緊握住右手背用力摩擦一下，接著右手緊握住左手背摩擦一下，一左一右為一次，相互摩擦十幾次。

2.浴臂：右手掌緊按左手腕裡面，然後用力沿臂內側向上擦到肩膀，由臂外側向下擦到左手背。一往一復是一次，如此往復共擦十幾次，然後用左手以同樣的方法擦右臂十幾次。

3.浴頭：兩手掌心按住前額，稍用力向下擦到下頦，再翻向頭後兩耳上，輕輕擦過頭頂，達到前額，這是一次，共擦十幾次。接著，用十指指肚或指甲均勻地輕揉整個頭部髮根10～20次，然後用兩拇指

由太陽穴附近向頭上部捋，捋至頭頂後，即五指靠近向下捋，捋到項
部，這樣算一次。這樣捋十幾次，有助於降低血壓。如血壓過高，可
加捋30～70次左右。

4.浴眼：兩手輕握拳，兩拇指彎曲，用拇指背分擦兩上眼皮各十
幾次，然後用兩手拇指分按兩側太陽穴旋轉揉動十次，再向相反方向
揉動十次；最後，用右手拇指和食指捏住兩眉頭中間部位，揪十幾
次，與此同時，用左手從後頭髮際向下捋到項部十幾次，換手同上動
作做十幾次。

5.浴鼻：兩手拇指微屈，其他手指輕握拳，用拇指背沿鼻樑骨側
上下往返用力各擦十次，上擦到眼下部，下擦到鼻孔側；冬天或天氣
驟冷時可增到三十幾次。擦鼻時，兩手可一同向上或向下擦，也可一
手向下，另一手向上交叉起來擦。

6.浴胸：先用右手掌按在右乳部上方，手指向下，用力推到左大
腿根處；然後再用左手從左乳部上方同樣用力推到右大腿根處，左右
手交叉進行，各推十幾次。

7.浴腿：兩手先緊抱一側大腿根，用力向下擦到足踝，然後擦回
大腿根。如此上下來回擦十幾次，兩腿擦法相同。此法如感覺不便，
也可大腿小腿分開來擦。

8.浴膝：兩手掌心緊按兩膝，先齊向外旋轉十幾次，後齊向內旋
轉十幾次。膝蓋不舒適處，可用兩手一起揉左膝幾十次，再一起揉右
膝幾十次。膝處在經過手這樣用力的揉擦後，收穫很大。

第二段：鳴天鼓

1.兩手向後摀住耳朵，其中掌心處緊按兩耳孔，兩手中間的三指則輕擊後頭枕骨（小腦部）十幾次。

2.掌心掩按耳孔，手指緊按後頭枕骨部不動，再驟然抬離，這樣連續開閉放響幾十次。

3.最後，兩中指或食指插入耳孔內轉動3次，再驟然拔開，算做一次，這樣共進行3～5次。

鳴天鼓有何作用呢？在第一個動作中，手指輕敲的「後頭枕骨」是小腦所在的部位，在中醫上又是十二經絡諸陽經聚會之所，故輕擊可清醒頭腦，增強記憶，尤其是在早晨起床後或疲勞時，效果更加明顯。敲時能聽見格外響亮的響聲，就像有什麼在鳴擊自己的頭部。另外，在兩耳內有前庭等神經裝置直通大腦，所以通過開閉使兩耳鼓膜震盪，具有加強聽覺、預防耳疾的作用。

第三段：旋眼睛

端坐凝神，頭正腰直，兩眼向左旋轉5～6次後，向前注視片刻；再向右旋轉5～6次，前視片刻即可。

這套動作看起來非常簡單，只不過是向左右旋轉眼睛，但只要朝夕認真做兩遍，堅持練習，就會收到意想不到的良好效果。

第四段：叩齒

靜心斂神，嘴微閉，然後上下牙齒互相輕輕叩擊三十幾次。

牙齒不僅是骨的末梢，和筋骨有直接關係，而且和胃、腸、脾、腎、肝等內臟活動也有密切聯繫，經常行此功，可以增強牙齒，促進

消化系統的機能。

第五段：鼓漱

閉口咬牙，口內如含物，用兩腮和舌做漱口動作，漱三十幾次，漱口時，口內多生津液（唾液），等津液滿口時再分三口慢慢下嚥。初練時津液可能不多，久練自增。

這個動作的目的是令口內多生津液，以助消化。古人非常重視津液的作用，將其稱為「金津玉液」，和精、血一樣，是生命的物質基礎。現代生理學研究也證明，唾液有解毒免疫和幫助消化的功能。

第六段：搓腰眼

掌心相對搓熱之後，緊接腰眼，用力向下搓到尾閭部分，然後再搓回到兩臂後屈盡處，這是一次；共用力搓三十幾次。

腰眼位居帶脈（即環繞腰部的經脈）之中，也是腎臟所在部位，最喜暖惡寒。用掌搓腰之後，勢必發熱，這樣就不僅溫暖了腰眼，而且可增強腎臟機能，疏通帶脈，久練到老，腰直不彎，並且可防腰痛。若有腰痛，搓到幾百次，汗出方止，就會有一定療效。

第七段：揉腹

揉腹功對於腸胃不適或者慢性腸胃病有一定的調理作用，沒有腸胃疾病的人，也可不做，或少做。鍛煉時，男女做法不同。

男子揉腹功的做法是：左手叉腰或放在左大腿根（仰臥做時手的位置不限），右手從心口窩左下方揉起，經過臍下小腹向右擦揉，還原處為一次，共揉三十幾次。然後右手叉腰或放在右大腿根，左手同

法、反向再揉擦三十幾次。揉腹用力要輕。

　　女性揉腹功的做法是：手掌搓熱，左手叉腰（拇指在前，四指在後），右手掌心由心口窩處，向左下方旋轉，旋轉一周為一次，可揉轉幾十次。然後右手叉腰，左手掌心自肚臍處，向右下方旋轉，經過小腹（恥骨邊緣）回到原處為一次，也揉轉幾十次。左右手揉轉的部位不同：右手揉轉於肚臍上方和心口窩下方之間，方向是向左下方開始轉起，而左手則揉轉於肚臍下方和小腹一帶，方向是向右下方開始轉起。女性久練此功，可增強臟腑，幫助消化，調經聚氣。

第八段：搓腳心

　　兩手搓熱，然後搓兩腳心八十多次。

　　腳心即湧泉穴所在，屬於足少陰腎經。此經起於腳心，止於胸上部，是濁氣下降的地方，所以搓腳心能夠導引腎臟虛火及上身濁氣下降，並能舒肝明目。洗腳後順便搓腳心，效果更好。

　　大家在練習床上八段錦時，可坐在床上，也可坐在椅子上，還可躺著做，不過，躺著做時，有關頭部的動作需要仰臥位才能做；而搓腳心的動作，則需要穿上衣服坐起來，搓腰眼的動作可以側臥後輪流用一隻手搓。呼吸時，可用自然的腹式呼吸。谷老建議，這套動作最好是裸體進行，或者上肢、四肢裸露，這樣不僅能收到按摩的功效，還能收空氣浴的作用。當然，具體還要根據練習者的身體狀況而定，不可強求，否則若引起感冒等病，對身體反而不利。

李鳳山──平甩功

　　甩手功的種類很多，這裡向大家介紹的是台灣著名武術及氣功大師，也是梅門氣功創辦人李鳳山先生的平甩功，這套養生功，是他傳承了達摩易筋經和張三豐的太極養生智慧，為適應現代生活所設計的簡易養生功法。

　　李鳳山先生認為，「平甩功」能讓氣血到達人的四肢末梢，幫助排出不潔之氣。而且基於十指連心的道理，氣血還會回流循環到五臟六腑，使全身氣脈暢通，筋骨鬆開，使全身靈活、有彈性。這個功法學起來很簡單，以下就是平甩功的具體做法。

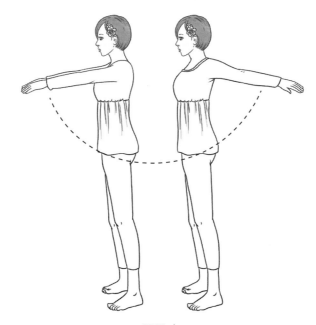

平甩功

1.兩腳分開與肩同寬，氣定神閒。輕輕地將雙手舉起來，掌心向下，平舉至胸前。

2.兩手自然地前後甩動，保持輕鬆，不要刻意用力。

3.當甩到第五下時，微微屈膝一蹲，輕鬆地彈兩下後，繼續甩手。蹲下時，雙手從體前甩到體後，起身時則是從體後甩到體前。

4.收功時，雙手自然地慢慢停擺，眼睛閉上，呼吸調勻。

5.練完之後，慢慢喝杯溫開水，更有助氣血循環、氣機穩定。

練功時不要越甩越快，可以心裡默念1、2、3、4、5，到第五下時屈膝下蹲。甩手時，雙手在身前要保持擺平，高度不超過肩膀；蹲下的高度可視自己放鬆狀況，選擇高蹲或低蹲。

初練者練完平甩功，可能會出現酸、痛、麻、癢、脹這五種排毒效應感受。李鳳山先生認為，如果關節、腰部、頸部、背部、手或胳臂產生酸的現象，多是平時累積勞累造成的，通過平甩可將這種累積甩掉。如果出現痛感，可能是身體因為積勞太多以至於某些部位已經全然不通或幾乎已經不通了；如果出現麻的現象，有兩種原因：一是氣在打通的過程中遇到阻礙的地方，疏通時會產生酸麻的感覺；另外也可能是氣在經過某個地方，感覺好像那裡空了一塊，這種現象相當危險，因為氣血若是不能通過，就會變成瘀血；如果出現癢的感覺，這是氣到了的原因，表示練功發生了作用；最後一種感覺是脹，這種感覺常出現在身體的末梢，表示回流不好，通過持之以恆的平甩，就能改善這種現象。

平甩功練多長時間合適呢？每次至少要練習10分鐘，大約是500下的甩手。其實，平甩功的功效跟練習時間有很大關係，據李老師介紹，平甩的第一個10分鐘能達到全身氣血循環，第二個10分鐘則會進

入身體的過勞之處，到了第三個10分鐘，就開始調整病灶部位了。

　　練習平甩功只需要一個小小的空間就可以了，因此大家可以很方便地進行練習，有些上班族不方便站立練習，或者年老體衰者，也可採取坐位平甩。

楊永——朱砂掌健身養生功

　　看武俠片時，我們有時會看到這樣一幕：雙方對打中，其中一方伸出手掌閃電般地打到對方的前胸部位。雖然暫時在被打者的胸前看不到任何痕跡，但是其體內的心肝就像著了火一般，腹肚就像有被萬桿槍插著似的，不幾日胸前就會出現一個紅色的手掌。這就是非常厲害的朱砂掌。

　　朱砂掌作為一種攻擊性極強的武術，除了在小說和電視中偶然出現，多數時間都藏在帷幕後面。其實，它不僅是一種防身的武術，還有著卓越的健身功用。楊永老先生是朱砂掌的傳人，正是經過他的公開傳授，才揭開了朱砂掌的神秘面紗，讓這一套優秀的傳統功法深入到民間。

　　楊老的朱砂掌分「虎部」、「龍部」、「龍虎部」三部，每部基本動作有5個，共15個式子。因篇幅所限，沒辦法為大家呈現完整版的朱砂掌，在此精選了其中的兩個動作，以饗讀者。

虎掌踏地

　　虎掌踏地是虎部的第一個動作，它能調和氣血，幫助暢通經絡。楊老在《朱砂掌健身養生功》中介紹這個動作時，用了下面一

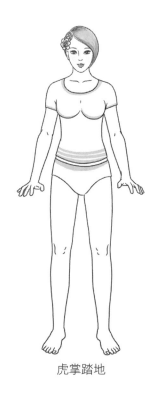

虎掌踏地

段文字：吸氣時全身放鬆，兩掌心朝下成俯掌，十指朝前。呼氣時，頭微頂，雙掌用力下按；十趾抓地，收肛實腹，牙齒相叩，瞪目遠視。

當然，練習前先要保持站樁的姿勢，雙手自然下垂，之後再根據虎掌踏地的動作進行練習。吸氣時手臂放鬆下垂，掌心向下；呼氣時，腳趾要用力抓地，有入地三尺的感覺，同時雙掌用力下壓，頭則微微上頂，就像頭頂上有張紙一樣。剛開始做這一動作有一過渡期，不要多用力，在掌握了動作要領後再逐漸用力。

此外，還有幾點需要注意。「收肛實腹」比較好理解，就是肛門和小腹微微收緊；「牙齒相叩」是指上下牙齒輕輕扣住，切忌做成咬牙切齒；「瞪目」的意思不是怒目圓睜，大家要記住做養生功時，面目一定要安詳，瞪目遠視的意思是讓你把眼神放開，就像欣賞遠處的風景一樣。

虎掌踏地是個垂直的直線運動，練習時一定要注意呼吸和動作的配合。一個動作練完後恢復到站樁的姿態，之後再進行第二遍的重複動作，每天可練習5～10次。

青龍望海

與虎掌踏地不同的是，青龍望海是個螺旋動作，它將氣血分別由

左到右，由右到左地自然交叉，從而達到調和氣血的目的。青龍望海是龍部的第二個動作，楊老在《朱砂掌健身養生功》中這樣介紹：吸氣時，全身放鬆，雙腳不動，上身以腰為軸向左轉，右臂內旋上提，手心向內，左臂內旋下落，手心向內，交於胸前。

　　不停頓，身體以腰為軸，繼續向左後方轉動，右臂外旋上舉，當手掌到達頭頂上方時變仰掌，然後轉入呼氣，右臂用力上撐，同時左臂外旋繼續向身體後方下落，當左臂到達臀部後方時變俯掌。這時呼氣，用力下按，頭微低，雙眼向下注視右腳右斜後方一公尺處，如回望海底狀，這時仍是十趾抓地，收肛實腹，牙齒相扣。再吸氣時，右小臂內旋帶動右掌徐徐下落，而左小臂也內旋帶動左掌徐徐上提，身體逐漸右轉；當成正面時，雙手交於胸前，左掌在裡，掌心向內。

　　不停頓，身體以腰為軸，盡力向右後方扭轉，左小臂外旋上舉至頭頂左上方，掌隨之上翻成仰掌；同時右小臂外旋變俯掌下落至左臀部後方，當左右臂將伸直時呼氣，雙掌用力上撐下按；頭微低，雙眼向下注視左腳後方一公尺處，如回望海底狀；同時十趾抓地，收肛實腹，牙齒相叩。如此左右各一次為一個完整動作。

　　因為這只是朱砂掌中的一個

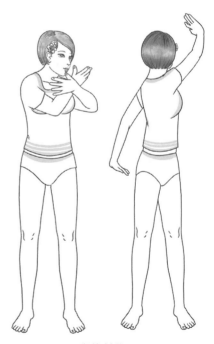

青龍望海

動作，沒有前後動作的銜接，所以練習時同虎掌踏地一樣，需要先做好站樁的姿勢，再練習青龍望海的動作。這個動作的重點在於扭轉上，在呼氣的同時利用兩手的旋轉帶動身體的上拔，轉到不能再轉時，吸氣。然後繼續呼氣轉到另一邊。扭轉時，如果腳趾沒有深紮的感覺，容易重心不穩，人就會向後撐過去。所以，一定要有「腳趾抓地」的感覺，同時保持脊柱的正直，身體的平衡。

經常練習青龍望海，能夠幫助身體打通任督二脈，強腰壯腎，對於慢性腰痛、坐骨神經痛等病，都有一定的輔助治療作用。需要注意的是，老年人在練習時不要急於求成，讓身體有個適應的過程後，再注重調整呼吸、逐漸用力。

祝總驤——三一二經絡操

三一二經絡操是著名的經絡學家祝總驤教授根據經絡學說獨創的一種健康養生方法，此法能通過對經絡的刺激，幫助人啟動自身的生命能量。具體內容如下：

第一步：每天按摩三個穴位

分別是合谷、內關、足三里。合谷是大腸經上的原穴，內關是心包經上的絡穴，而足三里是胃經的要穴，也是人體重要的保健大穴，經常按摩這三個要穴，可激發相關經絡，促進五臟六腑健康運轉，有病治病、無病防病。如何按摩呢？

1.合谷穴：合谷穴位於手背虎口處，在第一掌骨與第二掌骨間，第二掌骨橈側的中點處。如果按摩的是右手，可以用自己的左手拇指

垂直按在合谷穴上，其餘四指握住右手的手
背。拇指一緊一鬆地按壓，大概每隔2秒按一
次，按壓時需要用點力氣，以穴位處出現酸、
麻、脹感為宜，甚至有時能令這種感覺串到食
指端和肘部以上，也就是說出現得氣現象為
好。輕輕按壓，穴位處若沒有感覺就不會有很
好的作用。當然，每個人對經絡的敏感程度有
所不同，所以按壓的力度也要辨症施治，恰到

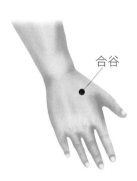

合谷

好處。體質較差的病人，不適宜接受較強的刺激，另外，孕婦一般不
要按摩合谷穴。

2.內關穴：內關穴位於掌側腕橫紋
上2吋（3橫指）處，也可以攥一下拳
頭，手腕關節處有兩根筋突起，內關穴
就在兩根筋處。按摩內關穴時也需要得
氣才行，最好能讓酸、麻、脹的感覺上
串到肘部，下串到中指。如果按摩的是

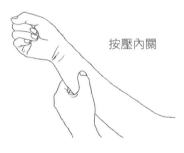

按壓內關

右臂，建議可用左手的拇指垂直按在內關穴，其餘四指則握住右手的
前臂。左手拇指指甲的方向要豎向，和內關穴旁邊的兩筋平行，然後
一邊用指尖有節奏地按壓，一邊配合揉的動作，如果能令這種傳導性
的感覺維持不斷，就會收到很好的效果。

3.足三里：按摩足三里想要得氣，最好能運用拿按結合的方法。
如果按摩的是右側的足三里，可將左手拇指放在足三里穴上，其餘4指
則握住脛骨，然後拇指垂直下按，每隔2秒按一次。力度要大些，不但
要出現酸、麻、脹的感覺，最好還能感覺到氣的「串」。

第二步：每天進行一次腹式呼吸

腹式呼吸鍛煉法既可平臥也可在端坐的姿勢下進行，練習時要全身放鬆，意念集中在丹田處，吸氣時要慢慢地吸，保持胸部不動，小腹慢慢地鼓起來，稍停片刻後再將氣慢慢地呼出去。呼氣時，腹肌收縮，小腹凹進去。這樣的練習每天早晚各做一次，每次5分鐘即可，呼吸頻率初時可每分鐘10次，熟練後減到每分鐘4～5次即可。在呼吸時要儘量自然，不要憋氣。對於初練者，意念有時不容易集中，這也無礙，只要堅持鍛煉，自會養成習慣。

腹式呼吸既能活躍小腹部的九條經絡、充實先天後天之氣，還能增加肺泡通氣量和直接對腹腔的自然按摩作用，從而促進這些臟器經絡氣血的活動，增強這些臟器的功能。

第三步：多參加以二條腿為主的運動鍛煉

進入中老年後，最好採取一種以兩條腿為主且適合個人的運動，這樣可以自然地激發身體經脈的經氣。另外，腿部的肌肉運動也必須通過神經的反射作用引起上肢軀幹和全身運動，並刺激心血管呼吸中樞，增加心臟的輸出量和肺的通氣量，使全身氣血暢通，臟腑的功能達到一種新的平衡。尤其是老年人，可根據自己的體力和愛好選擇打太極拳、慢跑、散步以及各種室內健身運動，這些活動都有強身健體的作用。如果體力實在不能支持的老人，還可做一些下蹲動作或原地踏步，以微微感到喘和吃力為度。適應一段時間後，再逐漸增加速度和次數，長期堅持，就能達到逐漸增強體力的目的。

李濟仁——五臟保健長壽操

著名中醫李濟仁教授已經八十多歲，依然思維敏捷，步履輕盈，有人向他討教長壽秘訣，他就把自己揣摩總結的一套運動養生保健方法教給大家。這套養生法以心、肝、肺、脾、腎五臟保健入手，其實，這套養生操不僅包括運動，還包括心理、飲食、工作、睡眠等多個方面，可謂對五臟的全方位呵護，可稱之為「五臟保健操」。具體方法如下：

1.首推養心：每天晚上臨睡前經常按摩手上的勞宮穴和腳上的湧泉穴，可有心腎相交、改善睡眠的作用；養心主要是養神，在平時遇事儘量保持心平氣和，不過喜也不過憂，與人交往不計較得失，以保持心神的虛靜狀態；在食物補養方面，常用西洋參泡水喝，常吃桂圓、蓮子、百合、黑木耳等，以益心氣養心陰；重視中午的休息，心在午時活動最為活躍，且這時也是陰陽交合的時候，休息能保住心氣。

2.注意調肝：過度疲勞會損害肝，平常應儘量做到既不疲勞工作，也不疲勞運動；人臥則血歸於肝，定時上床休息既能保持良好的睡眠品質，又能養肝；飲食清淡，儘量少吃或不吃辛辣、刺激性食物，以防損傷肝氣。

3.重視養肺：早晨起床後經常做深呼吸，速度放慢，一呼一吸儘量達到6.4秒，這種方法即可養肺；運用閉氣法有助於增強肺功能，先閉氣，閉住後停止，儘量停止到不能忍受時，再呼出來，如此反復18次；平時多吃一些有助於養肺的食物，如玉米、黃瓜、番茄、梨等。

4.注重健脾：平時多做一些運動和按摩，以幫助「脾氣」活動，增強其運化功能，如每天起床和睡前都要做36次摩腹功，即仰臥於

床，以臍為中心，先順時針用手掌按摩36下，再逆時針按摩36下，然後用手拍打和按摩臍上的膻中穴120下和臍下的關元穴100下；脾胃共為氣血生化之源，是後天之本，健脾往往與養胃結合起來；在飲食方面，每次吃七八分飽，平時儘量多吃一些利脾胃、助消化的食物，如山楂、山藥等，夏天可常吃一些香菜、海帶、冬瓜等養脾開胃之品。

5.不忘補腎：經常用一隻手在前按摩下丹田、關元穴，同時一隻手在後按摩命門穴、腰陽關（在腰部，當後正中線上，第四腰椎棘突下凹陷中），有助於養腎；常吃核桃、枸杞、黑豆、芝麻可以保腎；排小便時儘量前腳趾用力著地，並咬住牙齒，有助保腎氣。

李老指出，養生關鍵在於堅持，特別是要根據自己的健康狀況選擇適當的運動方式，逐步成為一種生活方式和習慣，才能達到健康長壽的目的。

賀普仁──經絡導引養生功

有「神針」之稱的國醫大師賀普仁教授已八十多歲，仍然耳聰目明，思維敏捷，精力充沛。這與他長期堅持練習經絡導引養生功不無關係。經絡導引養生功是賀老根據氣功原理，在經絡循行基礎上自創的一套祛病強身功法。它把小周天和大周天結合起來，能有通經活絡、通暢氣血、引氣歸元的作用，使元精、元氣、元神充沛，達到有病祛病、無病健身延年的目的。賀老指出，這套功法最適合無暇鍛煉的人和活動不便的患者，因為它不受場地、時間限制，只需坐姿即可，時間1～5分鐘，可根據個人的情況而定。經絡導引養生功法分為6步，具體方法如下：

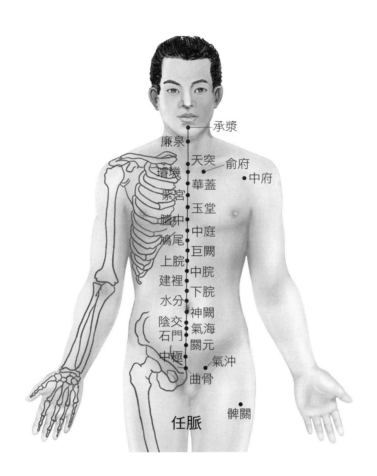

任脈

第一步：採取端坐式，項挺直，目向前平視，閉口、舌舐上顎，全身放鬆，思想安靜、灑脫，自然呼吸，氣要均勻。

第二步：以意領氣，先由會陰開始上入髮際，沿任脈的關元、神闕、膻中、天突、廉泉到頭頂；沿督脈由頭頂下行至風府、大椎、至陽、命門至尾閭骨歸會陰再上入小腹。

第三步：由小腹向左行至氣沖、髀關，沿足陽明經直下到內庭

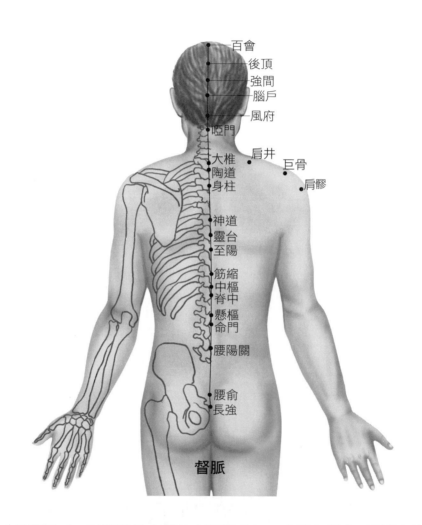

督脈

（足背第二、三蹠骨結合部前方凹陷處），走足心湧泉（足蹠屈卷時，足心前三分之一凹陷中），再從足三陰（大腿內側）由下向上行經陰廉到氣沖穴，右側循行路線與左側運行方向相同。

第四步：由氣沖穴到任脈的曲骨穴經關元、氣海、神闕、中脘、膻中到天突。

第五步：由天突向右經中府、腧府到肩井、巨骨、肩髎穴，沿手陽明向下到陽池，再分別下行至大、食、中、無名、小指之後，從手三陰由下向上到極泉（上臂外展，在腋窩中部有動脈搏動處），經中府、俞府，到天突穴，再向右行與左側運行路線相同。

第六步：由天突向上到廉泉穴，因舌舐上顎，使任督相通，經氣到頭頂，再向下到風府、沿督脈直下至尾閭，回歸會陰，再上行至丹田終止。

釋延龍——混元太極拳

釋延龍先生是一位資深養生功專家，他的弟子遍佈世界各地，很多人通過學習他的功法受益良多。釋延龍先生從小就喜歡武術，曾先後拜過二十多位名師大家習武，並在少林、武當、峨嵋、燕山、嶗山等地研修三十餘載。在繼承前輩學術的基礎上，他編創出混元太極及內功自然療法等，不但可強身健體，延緩衰老，還有防身自衛的功能。

混元太極分為「太極拳」、「太極功」、「太極道」三個層次，其中的混元太極拳是在傳統太極拳的基礎上編創的，共有六個套路，在這六個套路中又有八個基本招式。以下介紹這套八式混元太極拳。

第一式：混沌無極（心靜體鬆）

兩腳併攏，周身中正，目視前方。虛靈頂勁，氣沉丹田，落地生根，全身放鬆，人天混融。

第二式：太極出式（開合升降）

1. **無極生太極**：接上式。重心右移，左腳向左開步，與肩等寬，腳尖向前，坐胯屈膝，目似垂簾，氣沉丹田，內外合一。

2. **劃弧轉體**：接上式。兩手插入地下虛空，混融地氣。右胯微前移，右臂體前螺旋上起至胸前回收，掌心向左，指尖向前（圖1）。左胯微前移，左臂體前螺旋上起與肩等高，掌心向右，指尖向前；同時，右臂內旋下落轉掌心向下至小腹前，坐胯鬆腰，氣沉丹田。

腳心湧泉穴旋擰，帶動膝、踝關節向右旋轉。以腰帶動兩臂隨身體螺旋向右劃弧，兩下肢

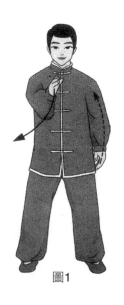

圖1

纏絲旋擰帶動脊柱（脊椎）螺旋向上、向右後旋轉至體後，上體、面部向後，右手至右腹部，掌心向下，左手高於肩，掌心向右（圖2）。

左手內旋下落至小腹前，掌心向下；同時，右手外旋上升略高於肩，掌心向左；兩臂隨身體左轉，以腰催肋，以肋催肩，以肩帶肘，以肘帶腕、掌、指螺旋向左劃弧至體前。繼續向左後旋轉至體後，左手至左腹部，掌心向下，右手高於肩，掌心向右。

右手內旋下落至小腹，掌心向下；同

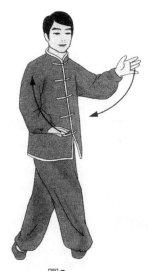

圖2

時左手外旋上升略高於肩，掌心向左（圖3），兩臂隨身體右轉，螺旋向右劃弧至正前方，左臂向左外旋下落外撐至腹前掌心向上；同時，右臂外旋外撐轉掌心向上，兩掌腹前重疊，全身放鬆，意注下丹田。

兩肘外撐，外拉，兩臂內旋由腹前沿腰帶外分，向後伸出，向兩側外展，至體側兩臂外旋轉掌，兩掌與腰帶等高，掌心向前（圖4），兩臂繼續螺旋上升，至心口前兩掌相合，指尖向前。

3.**推揉開合**：接上式。兩前臂微內旋轉指尖向上，至胸前成合十手。兩前臂微外旋，轉指尖向前。於胸前伸出，兩臂與肩等高，兩手腕內旋分指，立掌，兩臂內旋外分，與肩等寬高，鬆腰坐胯，氣沉丹田。

兩臂回收，沉肩墜肘下，含掌合指，用意不用力，掌心向下，指尖向前，兩臂外推，坐腕舒指，氣沉丹田，掌心向前，指尖向上。以腰帶動兩臂外開約15度，兩臂內合，與肩等寬高，掌心向前，指尖向上。

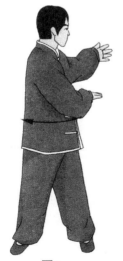

圖3

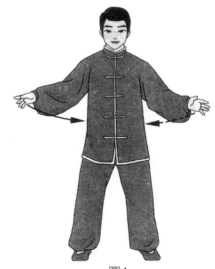

圖4

兩臂向兩側外展成「一」字，掌心向外，指尖向上。兩臂內收，掌心向下，指尖向外，沉肩墜肘，含掌合指。兩臂外推，坐腕舒指，氣沉丹田，掌心向外，指尖向上。

4.捧球貫球：接上式。鬆腕，小指帶動兩臂外旋，轉掌心向上，捧球上升，至頭頂上方，攏球、貫球下落（圖5），兩手下落至頭前，貫上丹田，落至胸前，貫中丹田，落至腹前，貫下丹田。

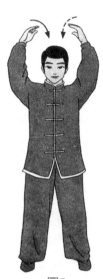

圖5

小指帶動兩臂外旋轉掌心向上，意注脊柱，吸氣，兩掌上升至胸前璇璣穴，兩臂外旋，轉指尖向外，連續轉掌向後，掌心向上，指尖向後，螺旋上升，兩掌上托至頭頂上方，指尖相對，輕輕上拔。

5.開合升降：接上式。兩臂外展，在體側下落，兩手輕貼於大腿外側，掌心向內，指尖向下，屈膝鬆腰。兩臂微外旋，體前捧球上升，高與臍平，指尖斜向前，掌心相對，兩掌腹前抱球，意注命門開合，兩臂外開至與兩肋等寬。兩臂內合，兩掌心距離約外開的二分之一。

開合兩次後兩臂回收，中指相接點按肚臍，吸氣提前陰，收小腹，丹田氣貼脊，煉炁入脊。呼氣，全身放鬆，意想全身通透，全身關節節節貫通。鬆開點按的手指，兩臂外旋，轉掌心向上，置於肚臍前，中指相對，吸氣，兩掌上升至胸前璇璣穴，兩臂內旋，轉掌心向下，呼氣，兩掌下降至腹前氣海穴，兩臂外旋轉掌心向上，吸氣，兩掌上升至胸前。

大拇指帶動兩臂內旋，轉掌心向前，指尖向上，兩掌向腳前推

出，與肩等寬高，兩臂微外旋攏球回收，兩掌下
按至腹前（圖6）。

第三式：無極化生（劃弧轉體）

　　1.**劃弧左轉體**：接上式。以腰帶動身體左
轉，兩臂腹前螺旋劃弧左轉，丹田氣劃立圓帶動
兩掌由上、右、下、向左方劃弧；同時，右腳跟
微抬起外旋（碾右腳約45度），重心右移，身體
左轉，左腳尖翹起（圖7），兩臂隨身體轉動，
向左斜上方劃弧至體後，左臂約與肩等高，掌心
向外，指尖向左，右臂在左腹前，掌心向外，指
尖向左，以腰帶動左臂內旋，左掌心向上，右臂
內旋，拇指帶動右掌心向下（圖8）。

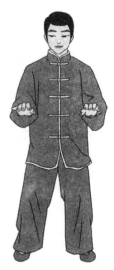

圖6

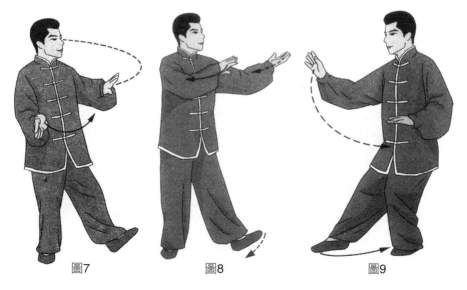

圖7　　　　　　圖8　　　　　　圖9

2.**劃弧右轉體**：接上式。兩臂劃弧，身體右轉至正前方；同時，左腿內旋腳尖內扣落地，上體繼續右轉，躂右腳（右腳跟微抬起內旋約45度），再躂左腳（左腳跟微抬起外旋約45度），重心左移成右虛步；同時，兩臂右旋纏死下落成捋勢，右手前，左手後（圖9）。

第四式：來去自如（右攬雀尾）

1.**左腹前抱球**：接上式。重心左移，右臂外旋，左臂外開，兩臂腹前劃弧回收至左腹前抱球（左掌在上，右掌在下，掌心相對如抱球狀）；同時，收右腿，右腳腳尖落在左腳內側中心，離地約1公分。老人或初練者腳尖可點地。

2.**掤**：接上式。逢右先左轉（以腰帶動，身體微左轉），然後，身體右轉，右腿外旋，右腳向右斜前方開步（腳尖離地約1公分慢慢向右斜前方伸出，與正前方約30度開步），然後腳尖上翹，腳跟用內勁外抻落地（圖10）。

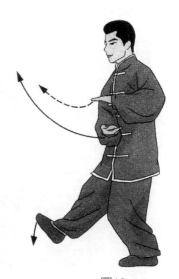

重心前移，右臂內旋向右斜前方掤出，右腳尖微內扣落地，右掌推出後略高於肩，掌心向內，指尖向左；同時，左手跟隨右臂向右斜前方推出，立在右掌下約四橫指的距離，掌心向外。左腿內旋，左腳跟後蹬成右弓步。

3.**捋**：接上式。鬆腕，右臂內旋，右掌心向左略下，左臂外旋，轉左掌心向下。以腰帶動，左腿外旋，右腿內

圖10

旋，重心由右腳移至左腳；同時，兩臂向左斜下方牽拉将出，兩掌經腹前向左後方劃弧，左掌四指順勢搭在右手腕內側（圖11）。

4.**擠**：接上式。以腰帶動，左腿內旋，右腿外旋，上體右轉，重心前移，右臂內旋，左臂跟隨右臂向右斜前方螺旋擠出，左腳跟後蹬成右弓步。

5.**按**：接上式。鬆腕，右臂內旋，轉右掌心向下，左掌從右手背穿出外分，兩臂外旋，轉兩掌心相對，與肩等寬高。重心左移（後移），右腳尖翹起；同時，兩掌抱球向胸前回收，貫氣入體內（中丹田），兩掌內旋下按至腹前，掌心相對，貫氣至下丹田，有落地生根之意。

重心前移，右腳尖慢慢落地，兩臂內旋，兩掌抱球向上、向前按出（抱球的兩掌隨著兩臂前推逐漸轉掌心向上、向前推出，與肩等寬高，掌心向外，指尖向上）；同時，左腿微內旋，左腳跟後蹬成右弓步（圖12）。

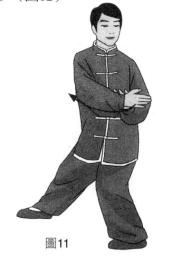

圖11

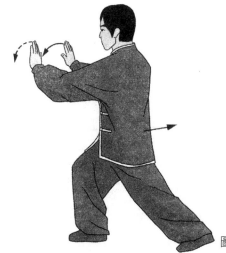

圖12

第五式：拔雲見日（左弓步單鞭）

1.兩臂回收：接上式。鬆腕，重心左移（後移）；同時，以腰帶動兩臂回收，兩掌掌心向下，指尖向前；同時，右腳尖上翹。

2.身體左轉雲手：轉掌，兩臂外旋，上下劃弧（左掌向上外旋至面前，掌心向內，指尖朝上；右掌微外旋下落，下降至腹前，掌心向左，指尖向前，上臂和前臂之間略大於100度），以腰帶動身體左轉，向左雲手；同時，右腿內旋，右腳尖內扣大於60度落地，躧左腳（左腳跟微抬起內旋約60度），然後再躧右腳（右腳跟微抬起外旋約60度）（圖13）。

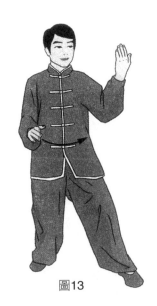

圖13

　　重心右移，收左腿，左腳尖落在右腳內側中心點地。兩腳原地不動，上體以腰帶動繼續左轉雲手，轉至身體左側後，左手略高於肩，掌心向上，指尖向左，右掌在腹前，掌心向左偏下，指尖向左。

3.身體右轉雲手：右臂體前上升、外旋，右掌由左腹前轉掌心向內、向上劃弧，經左胸前上升至面前，指尖朝上，上臂和前臂之間略大於100度；同時，左臂內旋下落至腹前，左掌由左側劃弧下落至左腹前，掌心向下。以腰帶動身體右轉，向右雲手，轉身約360度，右手略高於肩，掌心向上，指尖斜向上，左掌在腹前，掌心向下，指尖向右（圖14）。

4.兩臂平肩劃弧：左臂由腹前順勢上提，右臂內旋兩掌同時轉成掌心向下，與肩等高。以腰帶動身體左轉，兩臂水準向左劃弧，轉身

約270度。

5.**勾手推掌**：兩臂向
胸前攏球回收，以腰帶動
身體右轉（圖15），兩臂
經胸前向身體右側推出，
左掌拇指、食指、中指輕
貼右腕部內側，右掌以小
指帶動4指依次撮攏成太極
拳勾手，身體左轉，左腳
向左前方約30度開步，重
心前移，右腳跟後蹬成左
弓步；同時，左臂外旋，

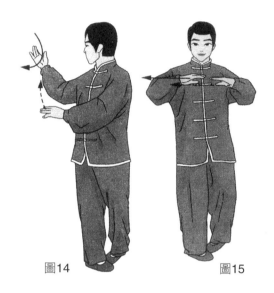

圖14　　　　　圖15

左掌從右前臂內側向左前方推出，掌心向前，指尖向上，目視前方。

第六式：蓮花盛開（捧球上升）

1.**右腳收回**：接上式。重心右移，
左腿內旋，左腳尖向正前方內扣落地；
同時，以腰帶動身體右轉，鬆勾手，重
心左移，收右腿（右腳跟微抬起內旋收
回），兩腳與肩等寬（圖16）。

2.**捧球上升**：兩臂外旋在體側下
落，於腹前交叉，在體前捧球上升至
胸前，兩臂內旋，轉掌臂向內，貫球
入中丹田。

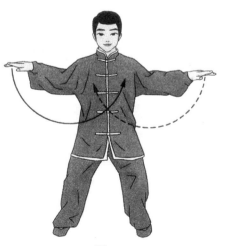

圖16

第七式：天人合一（太極還原）

1.「混元」前抱球：接上式。兩臂內旋，轉掌心向下，兩掌外分，與肩等寬高。轉掌攏球回收，雙掌緩緩下落至腹前，兩掌心相對，指尖向前成抱球狀。

2.「混元」前開合：意注體內，做最後的收氣開合。外開，兩手外拉至兩肋旁；內合，兩手合入約外開的二分之一（圖17），連續做三次，可以多做。

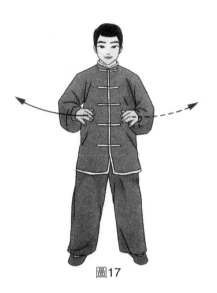

圖17

3.攏氣養氣：最後一次外開時，兩臂向兩側外展，掌心向前，兩掌向腹前攏氣回收，男左女右（男左手在內右手在外，女反之）兩手重敷於腹部。

第八式：返回無極（一炁混元）

1.收氣養氣：接上式。重心右移，左腳收回，兩腳併攏，百會上領，身體慢慢直起，周身中正，目光回收，兩眼輕輕閉合，安靜收氣、養氣，靜養1~2分鐘。

2.兩手還原：接上式。兩手分開，還原於體側，兩臂自然下垂，周身中正，全身放鬆，含著神光，兩眼慢慢地睜開。

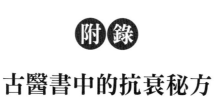

附 錄

古醫書中的抗衰秘方

- 抗衰酒
- 抗衰茶
- 抗衰藥膳

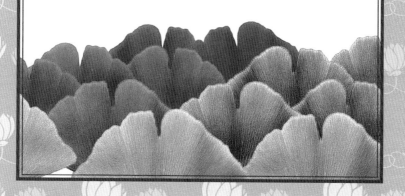

抗衰酒

耐老酒

原料：生地黃、枸杞子、菊花各25克，糯米1000克，細麴末20克。

製法：先將前3味藥材研成粗末，放入砂鍋加水500毫升，煮去250毫升，盛於酒罈；同時將糯米蒸熟，待冷後拌入細麴末，然後倒入酒罈，與藥液拌勻，加蓋密封至保溫處，釀21日後即可啟封，過濾取清液裝瓶備用。

用法：每日服3次，早、午、晚各空腹溫飲20～30毫升。

功用：補益肝腎，滋養精髓，明目益壽。

來源：《太平聖惠方》

回春酒

原料：人參30克，荔枝肉1000克，白酒2500毫升。

製法：人參切薄片，荔枝去核，裝絹袋內，浸泡酒中，密封，五日後取酒。

用法：每飲20～30毫升，早、晚各服一次。

功用：健脾益氣、抗衰延年，適用於老年體虛、精神不振、容顏憔悴、毛髮無澤。

來源：《同壽錄》

高僧酒

原料：核桃仁、龍眼肉各50克，枸杞子、首烏、熟地各20克，豨

蕤草、白朮、白芍、茯苓、丹皮各10克，砂仁、烏藥各5克，白酒2500毫升。

製法：將上述藥物粉碎，浸泡於白酒中，密封存貯，15日後濾渣取液備用，餘渣可再浸1次。

用法：每日早、晚各服1次，每次服10毫升。

功用：滋養肝腎，強健筋骨。可作為中老年人的保健酒，也常作為中風後半身不遂、身體虛弱者的康復之品，還可用來治療風濕筋骨痛、肢體麻木等症。

來源：《隨息居飲食譜》

按語：據傳此酒是西藏一高僧所授，高僧雖然年逾八十，但鶴髮童顏，有人問其長壽奧秘，則告之除常飲此酒外無他，後人遵此浸服，亦多獲效，乃流傳至今，故命名「高僧酒」。

紅顏酒

原料：胡桃肉、小紅棗、白蜜各120克，酥油60克，甜杏仁30克，白酒2000毫升。

製法：先將酒罈洗淨瀝乾，倒入白酒；酥油加熱後倒入白蜜，待溶化後煮沸3～5分鐘，趁熱過濾1次，倒入酒罈；然後將其餘3味藥搗碎，也放入酒罈，密封置陰涼乾燥處浸泡，每日振搖1～2次，7日後即成。

用法：每日早晨飲服10～20毫升。藥渣亦可食用。

功用：補腎健脾，烏鬚黑髮，潤肺利腸，澤膚悅顏。

來源：《萬病回春》

按語：胡桃肉滋補肝腎，《本草拾遺》說：「食之令人肥健，潤

膚，黑髮」；甜杏仁不可替換為藥店購買用於治病的苦杏仁，後者有毒，不可多服；小紅棗以河北滄州所產為上，其健脾益氣、悅顏澤膚較其他紅棗為優。

造酒烏鬚方

原料：生地黃20克，胡桃肉、小紅棗肉、蓮子肉各15克，何首烏100克，生薑汁12毫升，枸杞子、當歸各10克，麥冬6克，糯米2000克，蜂蜜20毫升，酒麴適量。

製法：先將糯米蒸成黏飯，拌入酒麴，盛於酒罈，釀製7日後，至有酒漿；將何首烏用水煎煮，生地黃以酒洗淨，再用煎煮何首烏的水煮生地黃至水漸乾時加入生薑汁，繼而以文火煮至水盡，取出生地黃搗爛；將搗爛的地黃均勻調入前已製備好的酒糟中，經3日後過濾取出酒液，然後將何首烏等所有藥物一起裝入細紗布袋，懸於酒中，密封，隔水加熱90分鐘，取出待冷，3日後，即可啟封飲用。

用法：每日服3次，每次服10～30毫升。

功用：滋養肝腎，補血益精，烏鬚黑髮。

來源：《壽世保元》

要訣：不善釀酒的人，可以去掉糯米和酒麴，直接將藥物浸到白酒中亦可，但需浸泡10日以上，等有效成分溶於酒中才好。有感冒發熱或痔瘡下血者，不宜飲此酒，以免增病。

逡巡酒

原料：桃花、芝麻花各100克，馬蘭花160克，黃甘菊花300克，桃仁49枚。

　　製法：將諸藥研碎，陰乾，與白麵粉拌和作麴，用紙包裹49日備用。需用時，取藥麵麴1丸，熟麵1塊，白開水1杯，放入乾淨容器內，密閉良久即成。如酒味淡，再加藥麵麴1丸，待酒成後，去渣澄清即可使用。也可將諸藥研碎後，加米酒5～10升，密封浸泡10日後即可。

　　用法：每日服2次，每次服15毫升，或隨意飲服。

　　功用：益氣補虛，美容悅色。

　　來源：《本草綱目》

　　按語：傳說中，逡巡酒是神仙釀造頃刻即成之酒，所以也被稱為「頃刻酒」。古代很多詩中有關於它的記載，由此可知，此酒之所以在民間流傳歷史較長，不僅因其冠名與神仙有關，實際上與它延年益壽、美容養顏的作用大有關係。

枸杞酒

　　原料：枸杞子120克，白酒1000毫升。

　　製法：枸杞子洗淨，搗碎，裝瓶，入白酒浸泡7日，即可飲用。

　　用法：每晚睡前服20毫升。

　　功用：補腎養肝，益精明目。

　　來源：《飲膳正要》

　　要訣：枸杞子是中醫補益方中有名的常用之品。有關枸杞酒補肝腎、健體魄、美容顏的功效，在我國唐代即有明確的記載。這種酒的製法非常簡易，價廉易得，中老年人如果想要自製保健良品，能飲酒者，不妨一試。

地黃酒

原料：地黃汁200克，酒麴50克，糯米500克。

製法：上三味，先以地黃汁漬麴，待發酵，糯米蒸熟伴此麴釀之，酒成後取汁去渣備用。

用法：每日服2～3次，每次服15～20毫升。

功用：補益氣陰。

來源《備急千金要方》

要訣：古人常將地黃酒作為滋補肝腎、生精益血、壯骨生髓、益壽延年的養生補酒，此酒已歷經千年。根據前人的經驗，在飲用本酒時應慎食蒜、生冷及貝母、蘿蔔、萊菔子等物。

地骨酒

原料：枸杞根、生地黃、甘菊花各50克，白酒1000毫升。

製法：將枸杞根、生地黃、甘菊花粉碎裝入紗布袋，浸白酒內，1個月後去渣取酒飲用。

用法：每日服3次，每次服15～20毫升，飯前服。

功用：壯筋骨，補精髓，延年耐勞。

來源：《聖濟總錄》

按語：枸杞根也就是中藥裡的地骨皮，古書《農桑通訣》與《續神仙傳》中都有關於食枸杞根令人身輕的記載，因其可滋補肝腎，使「精氣充而邪火自退」，故能令身體康健有力。

平補酒

原料：肉蓯蓉50克，枸杞子、巴戟天、菊花各25克，糯米1000

克，酒麴30克。

製法：先將糯米蒸熟，瀝半乾後入酒罈，再將諸藥加水煎至1000毫升，待冷後將藥汁、糯米、酒麴三者充分攪勻，密封，置保溫處21日後即可啟封，品嘗酒漿，若味甜，表明藥酒已熟，過濾，取清液裝瓶備用。

用法：每日服2次，早、晚各空腹飲服15～30毫升。

功用：補益肝腎，滋陰生血，益精明目，健身延壽。

來源：《遵生八箋》

按語：「平補」的意思是指不偏不倚，無辛燥、無寒涼、藥性平和。除糯米外的四物都有滋肝腎，調陰陽的作用，而且藥性平和，平時亦可用作保健之品，久服可獲強身健體，袪病延年之效。

四補酒

原料：柏子仁、何首烏、肉蓯蓉、牛膝各30克，白酒1000毫升。

製法：將上藥加工切碎，入淨器中，倒入白酒浸泡，封固，置陰涼處，每日搖晃數下，春夏10日，秋冬20日，澄清即得。

用法：每日服2次，每次服10～20毫升。

功用：補肝腎，益氣血。

來源：《聖濟總錄》

要訣：對於肝腎虧損，精血不足引起的心慌氣短，神疲乏力，夜難安寐或早洩遺精、久婚不育、鬚髮早白、腿膝無力之早衰及年老體衰等病，日久自可見功。

五精酒

原料：枸杞子、天冬各50克，松針60克，白朮、黃精各40克，白酒2500毫升。

製法：枸杞子、松針、白朮（搗碎）、天冬、黃精（切薄片），同浸入白酒中，30日後去藥渣（藥渣可再用白酒1000毫升浸泡）備用。

用法：每日服2次，每次服10～20毫升，隨量飲之以不醉為度。

功用：補肝腎，益精血，健脾祛風。

來源：《外台秘要》

要訣：本方原來的做法是用糯米、酒麴同上述藥物一起釀造而成，方法較為繁瑣，不便於製作，將其改用白酒浸泡，基本療效不變。

女貞子酒

原料：女貞子100克，白酒1000毫升。

製法：將女貞子洗淨、曬乾、搗碎，浸於白酒中，10日後過濾去渣取用。

用法：每日服1～2次，每次服10～20毫升，或依據酒量酌飲，但以不醉為度。

功用：滋補肝腎，烏髮明目。

來源：《本草綱目》

按語：女貞子一品，價廉易得，然而中醫對它十分重視，《神農本草經》將它列為上品，稱其「主補中，安五臟，養精神，除百病，久服肥健，輕身不老」，李時珍更稱讚它是「上品無毒妙藥」。對耳鳴，腰膝酸軟，鬚髮早白，目暗不明皆有良效，特別是在增強人體抵抗力和抗老防衰方面，作用更為明顯。

萬壽藥酒

　　原料：紅棗300克，全當歸30克，石菖蒲、川鬱金、五加皮、陳皮、茯神、麥冬各15克，紅花7.5克，白酒3500毫升。

　　製法：將諸藥切碎裝入紗布袋中，與白酒一起置於容器裡，密封，隔水煮2小時，然後埋入土中5天即成。

　　用法：早晚各一次，每次飲服20毫升。

　　功用：補脾胃，益氣血，安心神；少量常服有延年益壽之效。

　　來源：《奇方類編》

神仙枸杞子酒

　　原料：枸杞子75克，生地黃50克，大麻子（火麻仁）75克，白酒1000毫升。

　　製法：先將大麻子蒸熟，攤開晾涼，與生地黃、枸杞子拌均勻，放入絹袋，浸入白酒中，密封。春夏浸7天，秋冬浸14天，即可取用。

　　用法：隨量飲用，可每日早晚各一次。

　　功用：補肝腎，滋陰血，潤腸通便。

　　來源：《太平聖惠方》

　　按語：此酒在明朝的《松崖醫經》中被稱為「秘傳三意酒」。年老體虛之人，常飲本酒有強身健體的作用。

單方地黃酒

　　原料：生地黃60克，黃酒（或白酒）500毫升。

　　製法：取生地黃切成薄片，或取生地黃飲片，放入淨罈中，倒入黃酒封固，浸7天以上即可。

用法：每次飲用15～20毫升，以臨睡前飲用為佳。

功用：滋陰養血，舒筋通脈。

來源：《飲膳正要》

要訣：單獨用生地黃來製成藥酒雖然簡單，卻是從唐朝就已著名，但凡脾虛有濕、腹滿便溏及陽虛怕冷者忌用。服用期間勿食貝母、芫荽、蘿蔔及萊菔子。

菖蒲酒

原料：石菖蒲、白朮各100克，白酒1000毫升。

製法：將石菖蒲切碎蒸透，白朮切細，共盛入布袋，與白酒同置入容器中，密封浸泡，可加以振搖，夏秋季7天，冬春季14天便可服用。

用法：每日3次，每次飲服20～40毫升。

功用：適用於中老年人心脾兩虛，表現為早衰健忘、耳鳴、耳聾、心悸、視力減退、食欲不振、腹脹便溏等症，具有抗衰老和強身健體之效。

來源：《太平聖惠方》

按語：中國山西省垣曲縣出產一種菖蒲酒，根據史料記載，它有兩千多年的悠久歷史。這款酒陰虛火旺者，煩躁易怒、潮熱顴紅、盜汗失眠、口乾舌紅者忌服。

抗衰茶

人參茶

　　原料：人參3～6克。

　　製法：人參潤後切成薄片，放杯中，用沸水沖泡，悶置15分鐘後即成。

　　用法：每日早晨飲1杯人參茶。參片可嚼食。

　　功用：補氣強壯。用於氣虛乏力、精神不振、老年體衰、病後或手術後元氣未復、低血壓等。

　　來源：《景嶽全書》

　　禁忌：體壯有實火者忌用。

黃精茶

　　原料：黃精根莖500克。

　　製法：黃精洗淨、切細，用水稍浸去其苦汁，陰乾後研為細末。每日取若干，以沸水沖泡。

　　用法：隨意飲之。

　　功用：補中益氣，潤心肺、強筋骨。既可用於稟賦不足或病後體虛的調養，亦可作中老年人的保健飲料。

　　來源：《經惠方》

生津茶

　　原料：青果5個，金石斛、甘菊、竹茹各6克，麥冬、桑葉各9克，鮮藕10片，黃梨2個，荸薺5個，鮮蘆根2支。

製法：青果研碎，黃梨去皮，荸薺洗淨、去皮，蘆根切碎，所有材料同煮取汁。

用法：代茶飲。

功用：養陰生津潤燥。

來源：《慈禧光緒醫方選議》

鳳髓茶

原料：松子仁、胡桃肉各30克，冬蜜15克。

製法：松子仁、胡桃肉研碎，加蜜和勻，沸水沖。

用法：每日1次。

功用：潤肺止咳，潤腸通便，也可以作為中老年人的保健茶飲。

來源：《壽世秘典》

玉靈膏茶

原料：西洋參3克，龍眼肉30克，白糖適量。

製法：將上藥放保溫杯中，沸水沖泡，蓋悶20分鐘即成。

用法：每日1劑，頻頻飲用。龍眼肉與西洋參可以嚼食。

功用：益氣，補血，安神。用於年邁體弱、神疲體倦、心悸怔忡、食欲不振，孕婦體弱、精神萎靡、四肢乏力。

來源：《隨息居飲食譜》

禁忌：胃納不佳，兼有食滯者慎用。

人參枸杞棗茶

原料：人參3克，紅棗3枚，枸杞子5克，冰糖5克。

製法：人參切成薄片，紅棗剖開，與枸杞子、冰糖一同放杯中，用沸水沖泡，蓋悶10分鐘即成。

用法：代茶飲用，沖飲至味淡為止。

功用：補氣養血。用於氣血不足、短氣乏力、面乏華色等。

來源：《十藥神書》

慈禧珍珠茶

原料：珍珠、茶葉適量。

製法：珍珠研細粉；沸水沖泡茶葉，以茶汁送服珍珠粉。

用法：溫服，每隔10日服一次。

功用：潤肌澤膚，保青春，美容顏。適用於面部皮膚衰老等症。

來源：《禦香縹緲錄》

芝麻養血茶

原料：黑芝麻6克，茶葉3克。

製法：黑芝麻炒黃，與茶加水煎煮10分鐘。

用法：飲湯及食芝麻與茶葉。

功用：滋補肝腎，養血潤肺。治肝腎虧虛，皮膚粗糙，毛髮黃枯或早白，耳鳴等。

來源：《醒園錄》

龜鶴二仙茶

原料：鹿角、龜板各2克，人參3克，枸杞、紅茶各5克。

製法：用350毫升沸水煎煮前三味藥15～30分鐘，沖泡枸杞、紅

茶飲用。

　　用法：直接服用，或加蜂蜜。

　　功用：滋精補血，益氣提神，適用於中老年氣血虛弱者。

　　來源：《仙傳四十九方》

仙茅加皮茶

　　原料：仙茅5克，五加皮、紅茶各3克。

　　製法：用250毫升開水沖泡後飲用。

　　用法：代茶飲用，沖飲至味淡。

　　功用：補腎強筋，對老年人的肌膚麻木、關節不利有好處。

　　來源：《萬病回春》

枸杞龍眼茶

　　原料：枸杞子5克、龍眼肉3克、綠茶3克、冰糖10克。

　　製法：枸杞子和龍眼肉一起煎煮，取其液300毫升泡茶。

　　用法：代茶飲用。

　　功用：滋腎補心，安神。陰血不足心悸、失眠、多夢。

　　來源：《攝生秘剖》

八仙茶

　　原料：細茶500克，淨脂麻（芝麻）375克，淨花椒75克，淨小茴香150克，泡乾白薑、炒白鹽各30克，粳米、黃粟米、黃豆、赤小豆、綠豆各750克。

　　製法：上藥研成細末，和合一處。麥麵炒黃熟後，與前11味等分

拌勻，瓷罐收貯。胡桃仁、南棗、松子仁、白砂糖之類任意加入。

　　用法：每服3匙，白開水沖服。

　　功用：益精悅顏，保元固腎。適用於中壽之年延緩衰老。

　　來源：《韓氏醫通》

八味清爽茶

　　原料：金銀花、杭菊花、夏枯草、淡竹葉、廣藿香、薄荷、山楂、甘草各適量。

　　製法：上述材料同放入杯中用沸水沖泡，15分鐘後即可飲用。

　　用法：每日早晨飲用一杯。

　　功用：清熱排毒，適用於濕、熱、燥、實性體質及體內毒素積聚者。

抗衰藥膳

龍眼肉粥

　　原料：龍眼肉20克，紅棗10枚，粳米100克，白糖適量。

　　製法：三物分別洗淨，同置鍋內，加水適量，煮至粥熟，加糖調味，即成。

　　用法：可任意食用。

　　功用：此粥養心健脾，安神益智。適用於心脾兩虛，面色萎黃，心悸失眠，神疲健忘，氣短易出汗，體質虛羸者食用。

　　來源：《老老恆言》

　　禁忌：外感高熱及痰熱內盛者，不宜食用。

八寶粥

原料：芡實、山藥、茯苓、蓮肉、薏苡仁、白扁豆、黨參、白朮各6克，粳米150克。

製法：黨參等藥加水適量，煎煮40分鐘後，撈出黨參和白朮藥渣，再加入淘淨的粳米，繼續煮爛成粥。

用法：當粥食用。

功用：此粥健脾益氣，養心寧神。主治體虛疲乏無力，兩腳虛腫，面色萎黃，眩暈心悸，健忘失眠，進食乏味，大便溏薄等。

來源：《方氏脈症正宗》

禁忌：此粥感冒邪虛者慎用。

小麥粥

原料：小麥90克，大棗10枚，粳米100克。

製法：將小麥洗淨，搗碎，然後與預先洗淨的大棗、粳米，一併置鍋內，加水適量，煮至粥熟，即成。

用法：當粥食用。

功用：養陰血，益心氣，安心神，適宜於心煩不定，心悸怔忡，失眠健忘，睡眠不安者進食。

來源：《飲食辨錄》

要訣：儘量做到不加鹽，不放糖。

人蔘粥

原料：人蔘、生薑各10克，小米100克。

製法：將人蔘研末、生薑剁末，和小米熬為稀粥。

　　用法：隨意食用。

　　功用：補益元氣，健脾和胃，適宜元氣虛弱、氣短乏力、不思飲食、動則氣短、實有泄瀉者食用。

　　來源：《老者恆言》

神仙粥

　　原料：山藥、茨實、韭菜各30克，粳米100克。

　　製法：將韭菜切成細末，另將茨實煮熟去殼、搗碎，將山藥研成粉末，上三味與粳米同入鍋內，文火熬成粥。

　　用法：空腹，口服2～3次。

　　功用：溫陽補虛，益氣強體。

　　來源：《壽親養老新書》

酥蜜粥

　　原料：酥油30克，蜂蜜15克，粳米100克。

　　製法：先用粳米加水煮粥，待沸後加入酥油和蜂蜜同煮為粥。

　　用法：溫熱食用。

　　功用：補五臟，益氣血，滋陰潤燥。

　　來源：《本草綱目》

　　禁忌：平素肥胖，或痰濕內盛、大便溏薄不宜多服。

生地黃雞

　　原料：生地黃250克，飴糖150克，烏雞1隻。

　　製法：先將雞宰殺除毛，去腸，肚內掏空洗淨，再將生地黃切

細，與飴糖和勻後放入雞腹中，以器皿盛之，置蒸籠中蒸熟，取食之。

用法：食用時不用鹽醋調料；將雞肉吃盡，湯喝光。

功用：補虛強身，治勞損，用於氣虛血衰，腎精不足引起的腰背疼痛，骨髓虛損，不能久立，身重氣乏等症。

來源：《飲膳正要》

蟲草鴨

原料：雄鴨1隻，冬蟲夏草5～10枚，蔥、薑、食鹽各適量。

製法：雄鴨去毛及內臟，洗淨後放在砂鍋內；再放入冬蟲夏草和食鹽、薑、蔥等調料，加水，以小火煨燉，熟爛，即可。或將冬蟲夏草放入鴨腹內，置瓦鍋內，加水適量，隔水燉熟，調味服食。

用法：佐餐食。

功用：補虛助陽。用於久病體虛、貧血、肢體自汗、盜汗、陽痿、遺精等。

來源：《本草綱目拾遺》

補虛正氣粥

原料：炙黃芪30克，人參5克，粳米60克，白糖適量。

製法：將炙黃芪、人參切片，入冷水浸泡半小時，入砂鍋煎沸，取濃汁；渣再複煎。將一、二煎藥汁合併後分兩份，早晚各一份，和粳米加水煮粥，粥熟後加入白糖。

用法：每早、晚餐空腹食用，5日為1療程。療程間隔2～3日。

功用：大補元氣，療虛損，健脾胃。用於勞倦內傷，五臟虛衰，年老體弱，久病羸瘦。

來源：《聖濟總錄》

歸參燉母雞

原料：母雞1隻，當歸、黨參各15克，蔥、薑、料酒、食鹽各適量。

製法：將母雞去掉內臟，再把當歸、黨參、蔥、薑、料酒、食鹽加入雞腹中，小火煨燉，燉爛即成。

用法：可分餐食用，吃肉，喝湯。

功用：益氣補血。用於久病體衰、肝脾血虛、食欲不振等。常人食用能保健強身。

來源：《乾坤生意》

脂酒紅棗

原料：紅棗250克，羊脂25克，糯米酒250克。

製法：將紅棗放入鍋中，加水煮軟後倒去水，加放羊脂、糯米酒（或黃酒），煮沸後晾涼。將紅棗和酒液倒入玻璃瓶內，密閉貯存7天即成。

用法：每次食用紅棗3～5枚，每天2次。

功用：補虛健脾。用於久病體虛、消渴、脾虛氣弱等。

來源：《千金方》

黃酒核桃泥湯

原料：核桃仁5個，白糖50克，黃酒250克。

製法：核桃仁加白糖搗成泥狀，放入鍋中，加黃酒後置火上煎煮

10分鐘即可。

　　用法：食核桃仁泥，每日2次。

　　功用：補腎安神。用於頭痛、失眠、健忘和久喘腰痛以及習慣性、老年性便秘等。

　　來源：《本草綱目》

喚醒體內健康能量，做花樣幸福無憂女人！

女人健康的革命
能量養生
決定女人一生

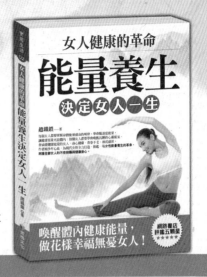

每個女人都要掌握身體能量盛衰的規律，學會驅逐惡能量，讓健康能量充盈體內；每個女人都要學會喚醒沉睡的心靈能量，會涵養健康能量的女人，身心健康，青春不老，如花盛放。

作者傾多年心血，為現代女性全力打造，掀起一場女性能量養生的革命，呵護全齡女人的不老容顏與健康身心。

作者：趙鐵鎖　定價：280元　出版社：金塊文化

現代男人的身體使用寶典，伴隨男人一生的健康長壽聖經！

男人健康的革命
養生就是養陽氣
陽氣一足百病不生

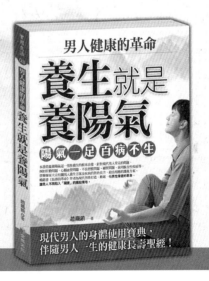

本書從溫養陽氣這一男性養生的根本出發，針對現代男人常見的問題，例如肝膽問題、心腦血管問題、不良習慣問題、補腎問題、前列腺及性疾病等，借鑒醫家大宗有關男人養生方案及長病的防治良方，給出相應的護養方案。

暢銷書《長壽的革命》作者為現代男性打造，掀起一場男性保健的革命，讓男人不再陷入「陽衰」的尷尬境地。

作者：趙鐵鎖　定價：280元　出版社：金塊文化

本書在各大書局、通路熱賣中……
購書專線：02-22763425 大宗訂購另有優惠！

本草綱目
中的
家庭保健智慧

《大國醫》、《不生病的智慧大全集》
等經典保健巨著作者又一全新力作！

本書精彩內容：

首　篇——主要講述《本草綱目》中一些本草養生的理論知識，比如辨別本草四性五味七情，食物好色之理，不同體質不同養生法等。

陰陽篇——介紹了補陽益氣、滋陰補血、去火排毒的一些本草方。

臟腑篇——介紹了養心、養肝、養肺、養腎、養脾、養腸胃的一些本草方，在介紹水的滋補功效時，主要從水養方、粥養方、酒養方入手。

四季篇——介紹了人們為了順應春夏秋冬四季而適宜用到的本草方。

美容篇——介紹具有美膚、瘦身、抗衰老功效的一些本草方。

百病篇——介紹了日常小病、富貴病、筋骨疾病、亞健康等方面的本草方；最後，針對家庭中的男女老少各個人群制定了不同的本草養生方。

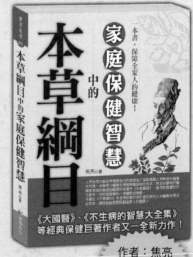

作者：焦亮
定價：320元

本書在各大書局、通路熱賣中……
購書專線：02-22763425　大宗訂購另有優惠！

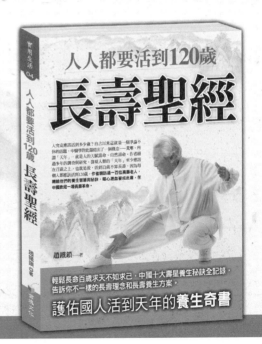

實用生活
05

保養得好，怎樣都不顯老──抗衰老革命

金塊 文化

作　　　者：趙鐵鎖
發 行 人：王志強
總 編 輯：余素珠
美 術 編 輯：JOHN平面設計工作室

出 版 社：金塊文化事業有限公司
地　　　址：新北市新莊區立信三街35巷2號12樓
電　　　話：02-2276-8940
傳　　　真：02-2276-3425
E－m a i l：nuggetsculture@yahoo.com.tw

匯款銀行：上海商業銀行 新莊分行（總行代號 011）
匯款帳號：25102000028053
戶　　　名：金塊文化事業有限公司

總 經 銷：商流文化事業有限公司
電　　　話：02-2228-8841
印　　　刷：詠富資訊科技有限公司
初版一刷：2013年1月
定　　　價：新台幣280元

本著作物經由北京華夏墨香文化傳媒有限公司正式授權，同意經由金塊文化事業有限公司在臺灣地區出版發行中文繁體字版本。

國家圖書館出版品預行編目資料

保養得好,怎樣都不顯老：抗衰老革命 / 趙鐵鎖著.
　　-- 初版. -- 新北市：金塊文化, 2013.1
　　288 面；17x22.5公分. -- (實用生活；5)
　　ISBN 978-986-88303-8-7(平裝)
　　1.健康法 2.老化
　　411.1　　　　　　　　　　101021915

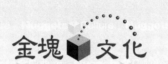
金塊●文化

金塊文化